NOTA IMPORTANTE

Le informazioni fornite in questa Guida hanno esclusivamente finalità didattiche. Non sono intese a sostituire i consigli, le istruzioni né l'assistenza sanitaria prestata dal personale medico. Se hai delle domande riguardanti la tua assistenza, rivolgiti a un operatore sanitario.

DEDICA

A tutte le persone affette da demenza è
Ai loro partner di cura

Ci ispirate a esserci di più, a essere migliori, a essere più forti

"Una delle regole fondamentali dell'universo è che nulla è perfetto. La perfezione semplicemente non esiste…

Senza imperfezione, né tu né io esisteremmo."

— Stephen Hawking

Prefazione

Questa è una Guida sulla demenza. Ed **è stata scritta appositamente per voi**, per coloro che soffrono di questa condizione e i loro partner di cura.

Come medici e consulenti nel campo, ci siamo resi conto che è necessario un cambio di prospettiva per parlare della demenza in un modo accessibile e ponderato, fornendo istruzioni e linee guida per le migliori pratiche di assistenza. Questo è uno degli obiettivi primari del programma di educazione sulla demenza della McGill University.

È necessario che venga stabilito un autentico rapporto di collaborazione tra:

1. Persone affette da demenza
2. Partner di cura
3. Operatori sanitari

Una diagnosi di demenza mette tutti alla prova. L'unico modo per affrontare un evento di questa portata è formare un fronte unito che permetta di creare cambiamenti positivi e duraturi ora e per il futuro.

Tre cose sono necessarie:

1. Mettere al primo posto la necessità di accettazione, compassione e gentilezza.
2. Amplificare la richiesta di informazioni pubbliche, prevenzione e sostegno.
3. Fare della ricerca e dell'educazione un imperativo costante.

Alleati oggi, alleati domani, alleati per sempre.

Una diagnosi di demenza è l'inizio di un mondo sconcertante. Questa Guida si propone di aiutare il lettore in questa transizione attraverso un approccio globale, fornendo consigli sulle strategie per gestirla al meglio.

Questa Guida si divide in due sezioni:

1. Sostegno e istruzione per le persone che soffrono di demenza
2. Sostegno e istruzione per i partner di cura

Ci auguriamo che all'interno di queste pagine troviate un valido aiuto se state affrontando una diagnosi di demenza, capaci di aiutarvi a coltivare pratiche quotidiane per vivere al meglio la vostra vita.

Desideriamo ringraziare la Fondazione Grace Dart per la sua visione e il suo sostegno. Il suo generoso contributo ha finanziato la creazione, la produzione e la traduzione di questa preziosa risorsa educativa, Demenza, La tua Guida di accompagnamento, e ci ha permesso di renderla disponibile gratuitamente sia in formato cartaceo che online sul nostro sito web www.mcgill.ca/dementia, oltre che attraverso i medici della rete affiliata alla McGill. Per ulteriori informazioni sulla Fondazione Grace Dart, visitate il sito web all'indirizzo www.fondationgracedart.com.

Il Programma di educazione sulla demenza desidera estendere la sua gratitudine a tutti coloro che hanno contribuito alla creazione di questa Guida. In particolare, vorremmo ringraziare la signora Mona Atallah, il signor Matt Evans, la signora Leila Zahabi, la signora Diane Weidner e la signora Joanne Lavallée per il loro prezioso ruolo rispettivamente nella redazione, illustrazione, coordinamento, revisione e traduzione di questa Guida. Vorremmo anche ringraziare la dottoressa Tamara Carver, la signora Zeina Salameh e la signora Maria Vincelli, insieme allo Steinberg Centre for Simulation and Interactive Learning della McGill University e l'Office of Education Technology and E-learning Collaboration for Health per la consulenza e il supporto.

Dr. José A. Morais

Professore alla Facoltà di Medicina e Scienze della Salute, Direttore della McGill University, Divisione di Medicina Geriatrica presso il McGill University Health Centre e il Jewish General Hospital,

Responsabile accademico del Programma di educazione sulla demenza della McGill University

Dr. Serge Gauthier

Professore Emerito, Dipartimenti di Neurologia e Neurochirurgia e di Psichiatria della McGill University

Co-Responsabile accademico del Programma di educazione sulla demenza della McGill University

Sig.ra Claire Webster

Consulente certificata per l'assistenza a persone con demenza.

Fondatrice della Caregiver Crosswalk Inc.

Fondatrice e Ambasciatrice del Programma di educazione sulla demenza della McGill University.

Indice

Sezione I. La persona affetta da demenza

Sezione II. Partner di cura

Sezione I. La persona affetta da demenza

Comprendere la demenza

La “ricetta per l’assistenza” contenuta in queste pagine contiene elementi formativi, strumenti e raccomandazioni per aiutarti a comprendere e gestire ciò che ti aspetta.

C’è una cosa che dovresti sapere inequivocabilmente adesso. **Questa diagnosi non definisce TUTTO di te**. Puoi e continuerai a godere di una vita appagante. La tua famiglia e i tuoi amici continueranno a voler passare il tempo con te.

Il viaggio inizia e questa Guida ti accompagnerà ad ogni passo.

Questa prima parte riguarda te, la persona a cui è stata fatta la diagnosi.

C’è molto da imparare sulla demenza e noi ti guideremo attraverso tutto questo con dignità, rispetto ed empatia. **Il nostro obbiettivo è prenderci cura di te**.

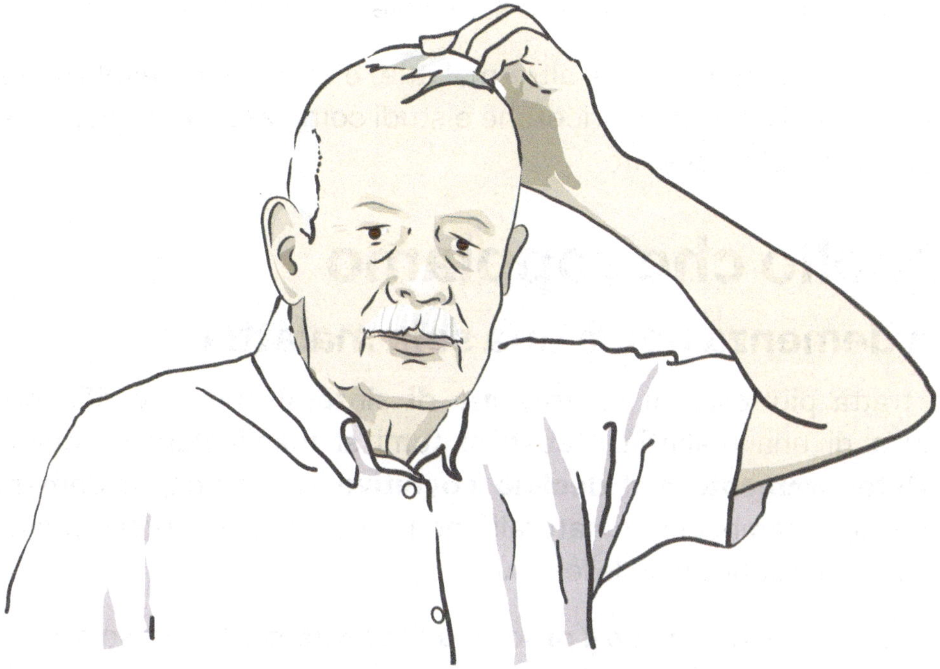

Si comincia.

È successo qualcosa.

Hai perso le chiavi un'altra volta?

Hai visto il viso di tuo figlio e ti ci è voluto qualche secondo per ricordare il suo nome?

Forse hai dimenticato come tornare a casa dal negozio?

È per questo che adesso sei seduto nell'ambulatorio del tuo medico ad aspettare i risultati?

Ti stai chiedendo se si tratta di demenza?

Perché a me?

Chi riceve una diagnosi in grado di cambiargli la vita non può evitare di porsi questa domanda. Te lo sarai chiesto anche tu.

La demenza, come molte altre malattie, è in continua evoluzione e gli scienziati conducono ricerche e studi complessi per rispondere a questo semplice quesito

Quello che sappiamo

La demenza non è una sola malattia

Si tratta piuttosto di **un insieme di sintomi** che si verificano a causa di una malattia. Questi sintomi si manifestano attraverso il **deterioramento e il declino cognitivo**. In pratica, la demenza accelera i cambiamenti naturali che interessano il cervello quando invecchia o subisce delle lesioni.

In breve, **la cognizione è il processo di pensiero**. Attraverso di essa il cervello mette insieme tutte le tue conoscenze, percezioni, capacità decisionali, giudizi, ragionamenti, immagini, linguaggio e memoria, e influisce inoltre sulle tue azioni e i tuoi comportamenti. Può sembrare complicato, ma questo processo avviene costantemente sullo sfondo, e inizia quando ti svegli la mattina

Entro un paio di minuti potresti ad esempio aver già preso molte decisioni e fatto programmi per organizzare la tua giornata, come:

- Scegliere di prendere il tè invece del caffè;
- Optare per un bagno invece che per una doccia;
- Decidere di andare prima in libreria e poi in tintoria perché è più vicina;
- Guardare fuori dalla finestra e renderti conto che fa più freddo del previsto. Mettere da parte il maglione blu e prendere invece il cappotto;

- Invitare altre quattro persone alla tua festa di anniversario e lasciare un messaggio a tuo figlio perché porti altre sedie;
- Ricordarti di chiamare la tua banca alle 10 del mattino per il tuo libretto di risparmio pensionistico.

Se questo processo è compromesso, queste decisioni e scelte possono essere più difficili da realizzare, o richiedere più tempo. Potresti avere problemi a ricordare eventi o a concentrarti su ciò che stai facendo. La tua capacità di gestire più dettagli contemporaneamente potrebbe diminuire. Si parla di demenza quando questo deterioramento progredisce al punto da interferire con la tua vita quotidiana, con un impatto negativo sulle tue azioni e sul tuo comportamento.

La demenza è la perdita o distruzione delle cellule nervose e della loro connessione con il cervello. Quando questa connessione è alterata o persa, il tuo pensiero, **il tuo comportamento e i tuoi sentimenti ne risentono**. Potresti aver iniziato a sperimentare proprio questo.

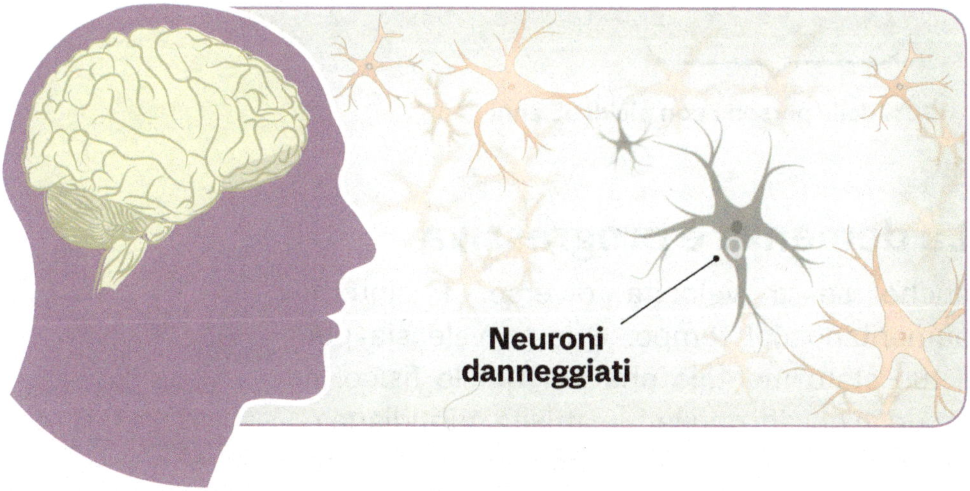

Pensa alla tua catenina preferita: l'hai indossata per anni, ma con l'andare del tempo, le maglie possono allungarsi e il metallo si indebolisce. La connessione si affievolisce o si perde.

L'invecchiamento è il fattore principale per lo sviluppo della demenza

Ti sei mai chiesto perché ne sentiamo parlare più adesso che in passato? Viviamo più a lungo, e non di qualche anno, ma di molti. Di questi tempi è facile sentire di persone che festeggiano 100 anni.

Dopo la Seconda Guerra Mondiale sono stati compiuti molti progressi che riguardano l'igiene (acqua potabile più pulita, migliori misure sanitarie) e la nutrizione (più varietà e disponibilità di cibi sani), insieme all'avvento degli antibiotici. Questo ha aumentato di molto l'aspettativa di vita, e con essa, anche i casi di demenza.

Ecco perché il 30% di chi ha più di 85 anni soffre di qualche forma di demenza.

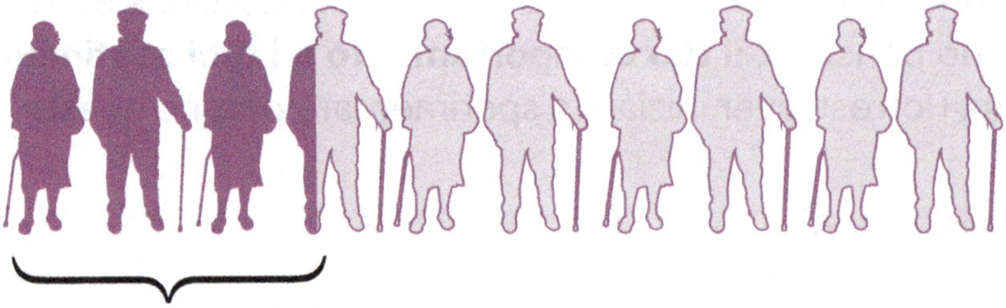

30% delle persone con più di 85 anni

La demenza è progressiva

anche se a velocità diverse. I sintomi aumentano col tempo. Questo vale sia per il tuo stato mentale che per quello fisico. Il modo in cui affronti le tue attività quotidiane e le relazioni è destinato a cambiare. Ma ci sono cose che puoi fare al riguardo, e le imparerai attraverso questa Guida.

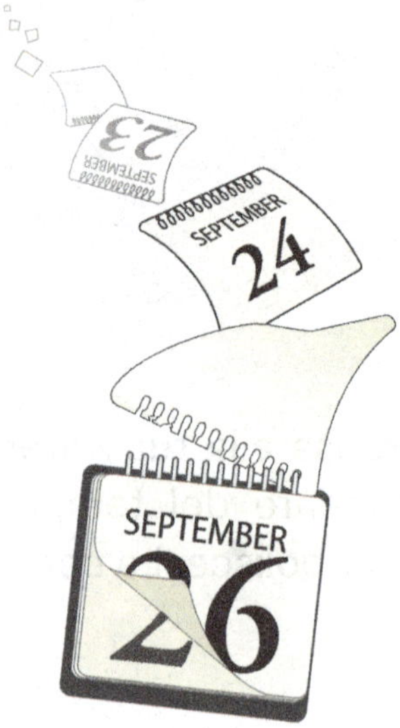

Conoscere la tua malattia è uno strumento prezioso. Ti offre informazioni per aiutarti a fare le scelte necessarie per vivere il presente e il futuro.

Nelle prossime pagine ci sarà molto a cui pensare e da elaborare mentre ricevi questa diagnosi e il suo impatto su di te. Prenditi il tempo che ti occorre. **Fai un respiro. Quando sei pronto, inizieremo insieme.**

In questa prima sezione pensata per te, la persona che convive con la demenza, esamineremo alcuni nuovi termini che potresti incontrare durante la tua diagnosi e le varie cause, fasi e sintomi della malattia e delle patologie correlate. Verranno anche trattati argomenti come la tua sicurezza, la guida di un mezzo, la vita sociale, la cura di sé e le strategie per il tuo benessere generale.

Pensare alla demenza significa necessariamente ripensare a molti aspetti della tua vita: la tua indipendenza, il lavoro, la famiglia, le finanze. **In pratica, a tutto ciò che dà forma al tuo mondo**.

Ti forniremo alcune idee e raccomandazioni per aiutarti ad affrontare questi cambiamenti continui.

Quando creerai la tua rete di supporto, fai che questa Guida sia parte di essa. Come già detto, vogliamo prenderci cura di te.

"La mancanza di formazione sulla demenza ha un impatto significativo sulla qualità dell'assistenza e sulla sicurezza degli individui e dei loro partner di cura."

– Claire Webster
Fondatrice e Ambasciatrice del
Programma di educazione sulla demenza della McGill University

Una distinzione importante

Sindrome – Abbiamo già detto che la demenza è un gruppo di sintomi correlati che si presentano a causa di una patologia. Non tutte le persone mostrano gli stessi sintomi che portano alla diagnosi di demenza, nemmeno durante la malattia. E questa ambiguità, **l'assenza di una chiara relazione tra causa ed effetto**, è il motivo per cui viene chiamata sindrome. Mettiamo il tutto in un contesto concreto.

"Tutte le strade portano a Roma" o almeno in un luogo che conta per te. È il compleanno di tua nipote. Alle 14.15 stai guidando verso nord sull'autostrada, tua nipote è seduta su un autobus che viene da sud e il tuo migliore amico ha appena preso un taxi dal centro, state tutti andando alla festa. Questa rete di strade vi porterà tutti alla stessa destinazione.

Ed è qui che ti trovi ora: stai affrontando una serie di sintomi correlati come perdita di memoria, confusione e sbalzi di umore che d'un tratto si fondono insieme. Questo ha portato te e le persone come te nello stesso posto, la sindrome da demenza.

La demenza è una sindrome dalle pari opportunità che può capitare a chiunque. Non fa distinzione di sesso, ceto economico, preferenze sessuali, provenienza o etnia. Certo, colpisce di più le persone anziane, ma i giovani non sono del tutto immuni.

Malattia – Pochi di noi sono sfuggiti alla spiacevole esperienza di questa o quella malattia nel corso della loro vita, quindi questa parola non ti sarà così estranea.

Potresti esserti sentito poco bene, o hai avuto un dolore che ti ha portato ad andare dal medico. Dopo l'osservazione visiva, una chiacchierata e un esame obiettivo, il dottore concluderà la visita prescrivendo una serie di test per valutare e misurare i tuoi sintomi, come analisi del sangue, delle urine o esami di diagnostica per immagini.

Una volta ricevuti i risultati, potrà stabilire che hai una **malattia, ossia uno specifico stato patologico che ha una causa nota**. Quello che rende gli esiti tanto più significativi è che al tempo stesso escludono altri potenziali problemi medici. E se c'è una malattia, i sintomi, la progressione e le conseguenti cure sono di solito già prestabiliti. Queste ultime potrebbero includere vari approcci, dalla prescrizione di farmaci come gli antibiotici, alla fisioterapia, al rinvio a specialisti e persino alla chirurgia.

Qui la cosa si fa interessante. Diverse malattie possono scatenare la demenza, la più comune è il morbo di Alzheimer, che negli anziani rappresenta il 60-80% dei casi.

Nei prossimi due capitoli esamineremo le diverse fasi della demenza, e poi inizieremo l'esplorazione della malattia di Alzheimer e delle altre condizioni e patologie che possono portare a una diagnosi di demenza.

Le parole della demenza

I tuoi medici e i tuoi partner di cura svolgeranno un ruolo fondamentale durante tutto il corso della malattia, ma nessuno, soprattutto all'inizio, sarà più determinante di **TE** nell'evoluzione dell'assistenza che ti verrà prestata.

Sentirai tutta una serie di termini e concetti che ti sono poco familiari. L'impegno richiesto per occuparti di tutti gli aspetti della demenza e i passi necessari per il tuo benessere, sia emotivo che fisico, non dovrebbero essere sottovalutati né da te né da altri. **Trova il coraggio e dai voce alle tue necessità. Spesso**.

Prepara le domande che vuoi rivolgere al dottore durante la prossima visita. Fatti accompagnare da un parente o un amico che prenda appunti, ti aiuti a comprendere e fornisca supporto emotivo.

Chiedi che le informazioni ti vengano spiegate lentamente e utilizzando degli schemi, se necessario.

– Società Alzheimer del Canada

Dopo la diagnosi, la discussione dovrebbe naturalmente condurre ai diversi aspetti della malattia, come la tua attuale collocazione nello spettro della demenza. Questo per sapere come si manifestano i sintomi, il loro livello di gravità, il relativo significato e cosa aspettarsi.

Il tuo medico ti raccomanderà quindi un trattamento appropriato e fornirà informazioni utili per ridurre al minimo gli effetti dei sintomi.

Il normale processo di invecchiamento

Quando si invecchia, ogni parte di noi rallenta. È una di quelle cose che ci rende tutti uguali. Che si tratti di una diminuzione delle funzioni cerebrali o di caratteristiche fisiche come la flessibilità e la resistenza, non si può negare che le articolazioni si irrigidiscono, i muscoli si indeboliscono e che ci stanchiamo più facilmente.

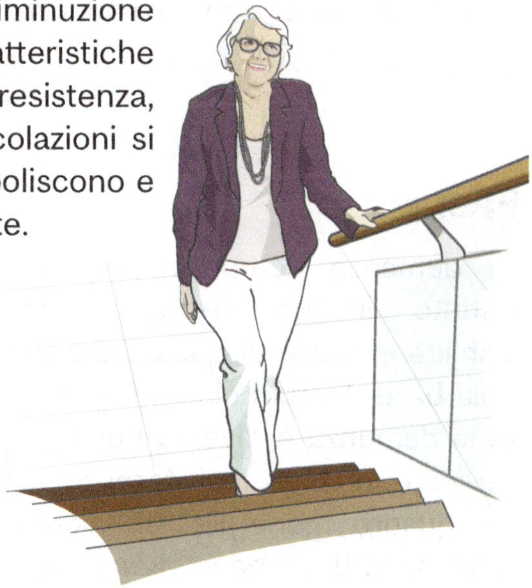

Tutto richiede più tempo. Anche per questo, le tue risposte e reazioni sono più ponderate. Al pari del salire le scale, i tuoi processi di pensiero richiedono uno sforzo in più. Per esempio:

- A volte fai fatica a trovare una specifica parola. Magari usi delle descrizioni per aiutare la memoria durante una conversazione;
- Ti serve più tempo per elaborare le informazioni;
- Sei più lento nel pensare e compiere un'azione;
- Di tanto in tanto sei esitante;

- A volte sei un po' impulsivo;
- Riconosci un conoscente che hai davanti ma fai fatica a ricordarne il nome;
- Non riesci a ricordare i dettagli di una conversazione o di un evento avvenuto un anno fa;
- Di tanto in tanto dimentichi delle cose;
- Sei preoccupato per la tua memoria, anche se i tuoi amici e parenti non lo sono.

Nessuna di queste cose disturba sensibilmente la tua vita quotidiana. Solo il tuo medico può stabilire con certezza se questi cambiamenti conducano o meno a una diagnosi di demenza.

Fasi

La demenza comporta tre fasi distinte; il tuo medico potrà stabilire in quale di queste ti trovi sulla base dei tuoi sintomi. Anche se la demenza è diversa per ogni persona, queste fasi forniscono un quadro generale di alcuni cambiamenti che riguardano tutte le persone interessate dalla malattia.

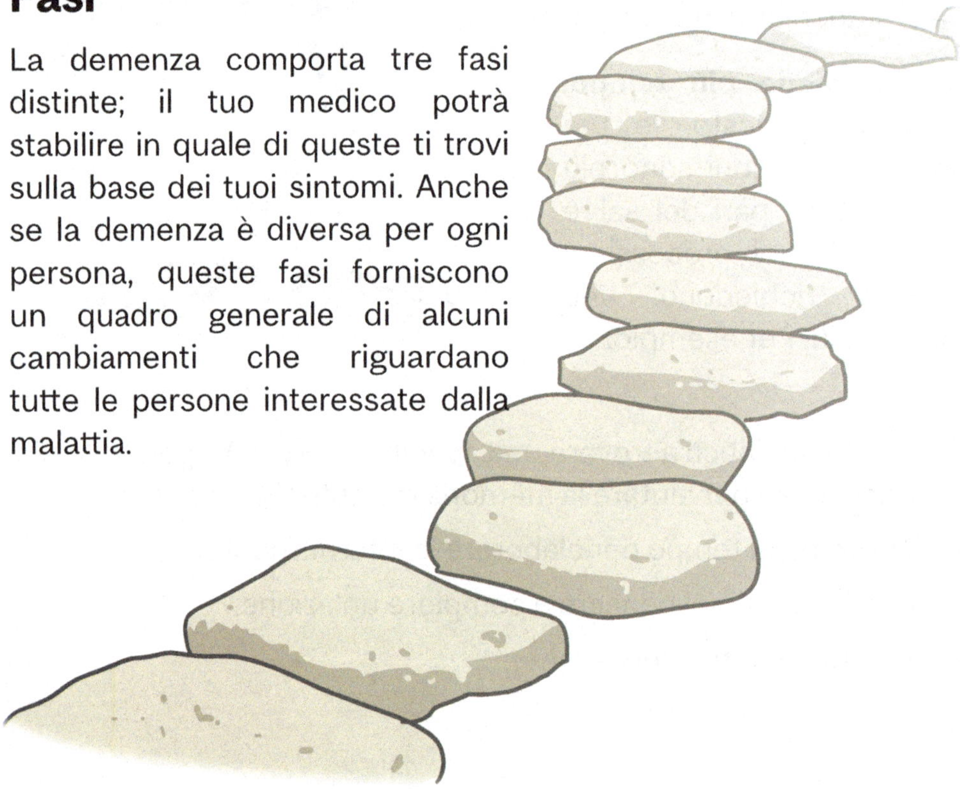

Le fasi rappresentano delle linee guida che consentono agli operatori sanitari - medici, infermieri e ricercatori - di avere un approccio unificato al trattamento della demenza, e di intendersi sia a livello locale che globale. La collaborazione è la chiave per compiere i progressi necessari.

Allo stesso modo, queste linee guida permettono a te di avere una visione chiara della tua diagnosi, di riconoscere ciò che hai già passato e di informarti su cosa aspettarti.

Ogni fase comporta una serie di aggiustamenti e di sfide specifiche. Ogni persona è diversa dalle altre, pertanto la durata di ogni fase, l'insieme dei sintomi che si manifestano e il passaggio da una fase all'altra varieranno sicuramente. Ciascuna fase può durare mesi o anni.

Ora che conosci la visione generale che motiva la definizione delle fasi, andremo ad approfondire ciascuna di esse nelle sue caratteristiche specifiche.

Le fasi della demenza

Fase iniziale (lieve)

Tu o qualcuno dei tuoi amici o parenti potreste aver avuto la sensazione che qualcosa non andasse bene. Dopo una visita dal tuo medico, ora lo sai: sei nello stadio precoce della demenza.

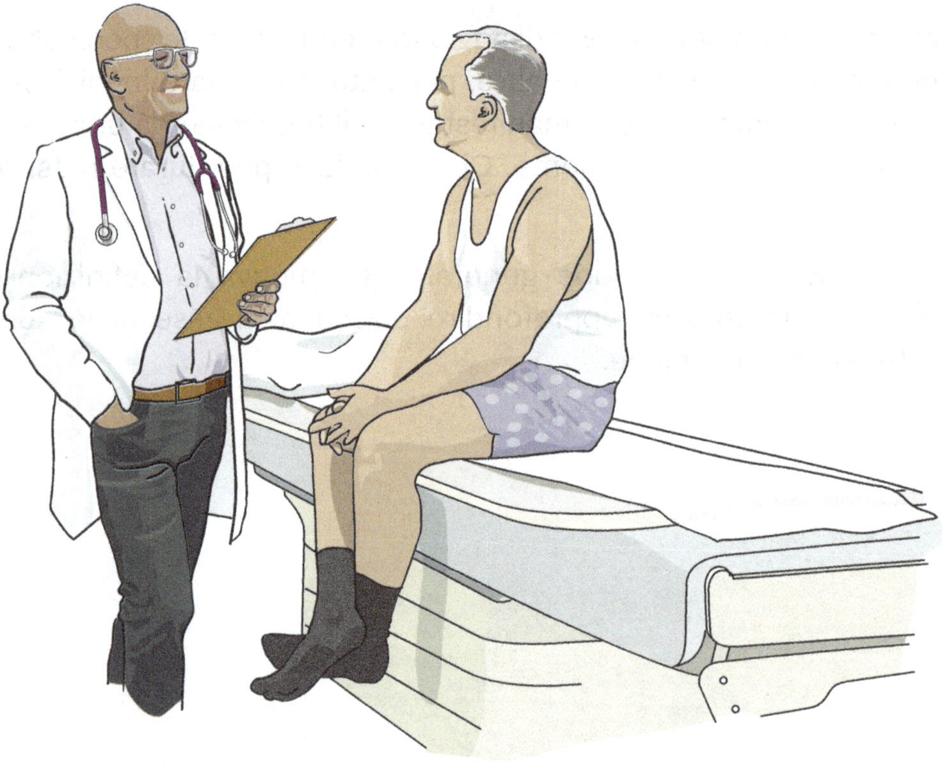

In questa fase, potrai continuare a fare la maggior parte delle cose che hai sempre fatto, per lo più. La cosa importante è che continui a **GODERTI LA VITA**. Mantenere la tua indipendenza a casa, al lavoro o entrambi è un obiettivo ancora molto realistico. I segnali di avvertimento che ti arriveranno saranno sottili. Questi sono alcuni esempi dei problemi comuni che potresti iniziare a riscontrare. Ricorda, non li sperimenterai necessariamente tutti, e sempre, in vari gradi.

Indicatori della fase iniziale

Perdita di memoria a breve termine

In particolare per gli eventi recenti. Potresti avere episodi isolati in cui non ricordi:

- Cosa hai mangiato a colazione;
- Perché sei in salotto o come ci sei arrivato;
- Di esserti lavato i capelli tre volte in un giorno finché non te lo fanno notare;
- A quale pagina del libro sei arrivato o di cosa narra.

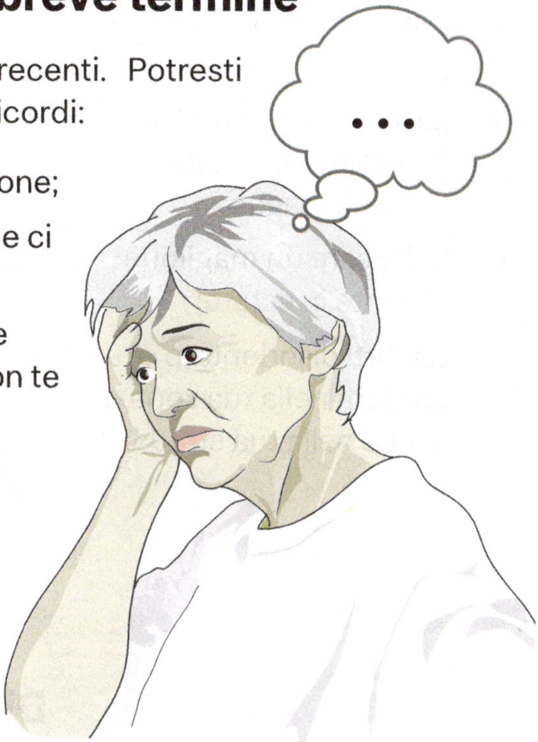

Cambiamenti della personalità e del comportamento

Potresti provare:

- Attacchi d'ira, di pianto e di risate del tutto improvvisi e immotivati;
- Sentimenti inspiegabili di sconforto e tristezza;
- Momenti di apatia per questioni precedentemente importanti;
- Momenti in cui eviti situazioni sociali piacevoli, anche con gli amici più cari e la famiglia.

Crescente confusione o distrazione

Potrebbe capitarti di:

- Dimenticare spesso che giorno è;
- Lasciare senza motivo l'aspirapolvere nella vasca da bagno;
- Indossare un maglione pesante in estate;
- Sentirti disorientato o perderti nella tua zona o anche nella tua strada.

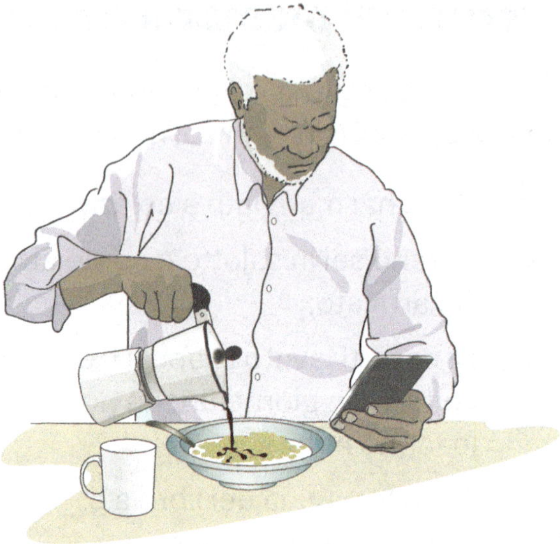

Disattenzione

Potresti:

- Metterti in pericolo lasciando il fornello acceso o la porta d'ingresso spalancata;
- Dover ricordare le regole del gioco di carte a cui hai giocato ogni venerdì sera negli ultimi anni;
- Interrompere spesso per chiedere cosa sta succedendo durante il film che stai guardando;
- Smettere e ricominciare l'attività a cui ti stai dedicando finché non rinunci del tutto.

Difficoltà a esprimerti

Potresti:

- Non riuscire a esporre il tuo punto di vista;
- Cercare spesso di ricordare parole comuni;
- Colmare i vuoti con parole fuori contesto rispetto alla conversazione;
- Notare che le persone hanno difficoltà a capirti.

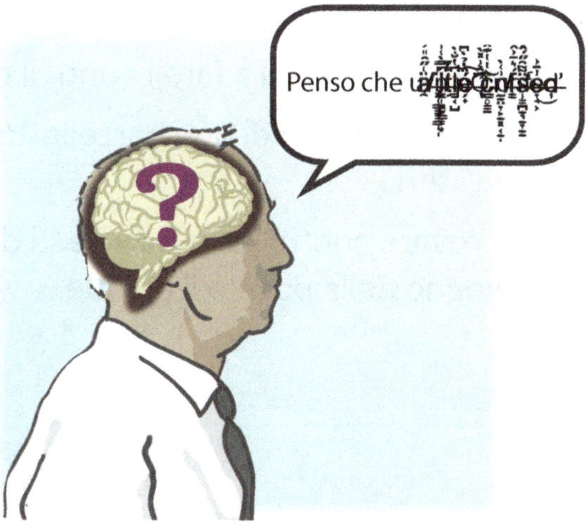

Impossibilità di svolgere attività quotidiane

Potresti:

- Fare fatica ad abbottonare correttamente la camicia;
- Rifiutarti di fare il caffè la mattina, perché le linee numerate sul bricco ti danno fastidio;
- Aspettare che qualcuno accenda la TV, perché i pulsanti del telecomando sono tutti uguali e non riesci ad accenderla;
- Non riuscire a fare il bucato, perché le impostazioni della lavatrice ti confondono.

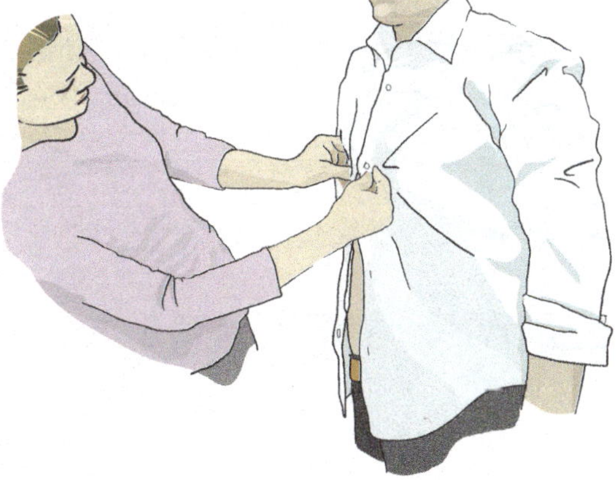

Problemi con il pensiero astratt

Potresti:

- Fare fatica a capire le dosi una ricetta;
- Avere problemi a fare i conti di casa;
- Dire la battuta di una barzelletta prima di aver raccontato tutta la storia;
- Trovare confusi o inutili i gesti delle mani più comuni, come il segno della pace o il cinque.

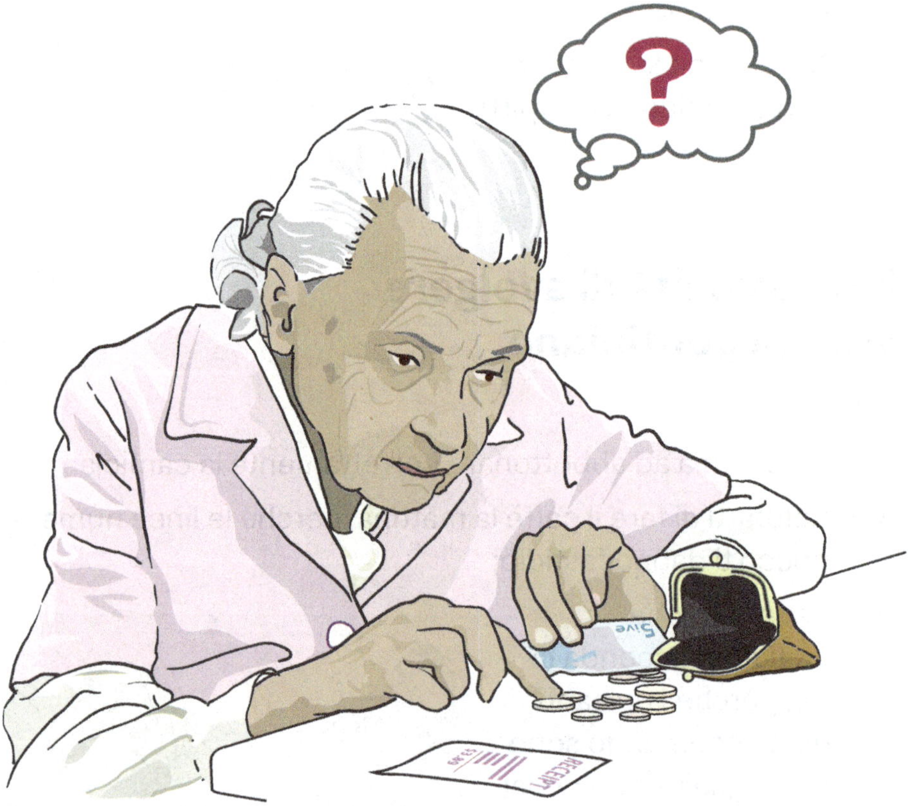

Fase intermedia (moderata)

Molti degli indicatori elencati nella fase iniziale saranno presenti anche in questa fase, probabilmente con una maggiore frequenza o intensità. La fase intermedia della demenza comporta alcune sfide aggiuntive, che dovrai prepararti ad affrontare.

Indicatori della fase intermedia

Perdita di memoria sia a breve che a lungo termine

Potresti trovarti ad affrontare episodi in cui:

- Non riesci a ricordare dove hai frequentato le superiori;
- Inizi a chiamare tutti “caro” o “tesoro” per nascondere il fatto che non rammenti i loro nomi;
- Confessi a tua nipote che sai che ha dei figli, ma non riesci davvero a riconoscerli;
- Ordini cibo da asporto, ma non sei in grado di fornire l’indirizzo o il numero di telefono per la consegna.

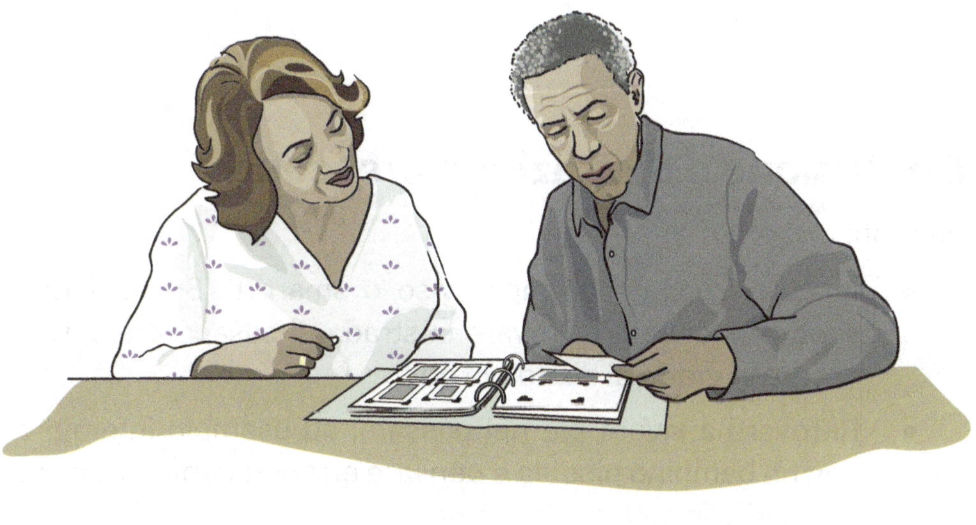

Cambiamenti più acuti della personalità o del comportamento

Potresti:

- Diventare più polemico in una conversazione altrimenti piacevole;
- Inventare bugie per non dire se fai o meno cose come fare la spesa o mangiare adeguatamente;
- Avere false credenze o convinzioni, come sospettare che il tuo partner da 25 anni sia infedele, o che ci sia un intruso nascosto dietro le tende;
- Vedere o sentire cose che gli altri non vedono o non sentono, come insetti in cucina, un amico della tua infanzia o una persona minacciosa che si aggira nelle vicinanze.

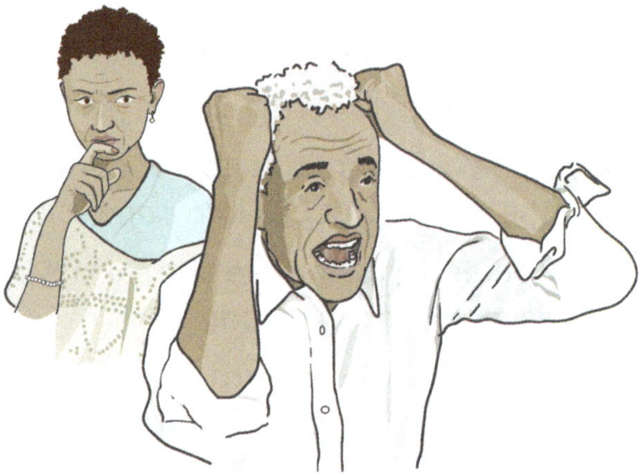

Confusione o distrazione crescenti

Potresti:

- Iniziare a vagare all'improvviso o smarrirti. Se qualcuno si offre di aiutarti a trovare la strada di casa, potresti non essere in grado di dire dove abiti;
- Ritrovarti a vivere più nel passato, ad esempio interagire con un bambino piccolo e pensare erroneamente di essere suo padre invece che il nonno;

- Perdere o smarrire i tuoi oggetti personali e incolpare gli altri di averli rubati. Può essere più facile per te credere che sia colpa loro e non tua;
- Non accorgerti o non curarti di essere in pubblico e parlare o comportarti in modo inappropriato, rischiando di offendere gli altri, ad esempio affrontando esplicitamente argomenti sessuali o dicendo parolacce.

Un'attenzione ridotta che diminuirà la tua capacità di fare molte cose

Potrebbero dirti che:

- Se la tua demenza ti impedisce di svolgere correttamente le tue responsabilità professionali, dovrai smettere di lavorare;
- Avrai bisogno di avere qualcun altro con te quando fai da babysitter a bambini piccoli per garantire la loro sicurezza;

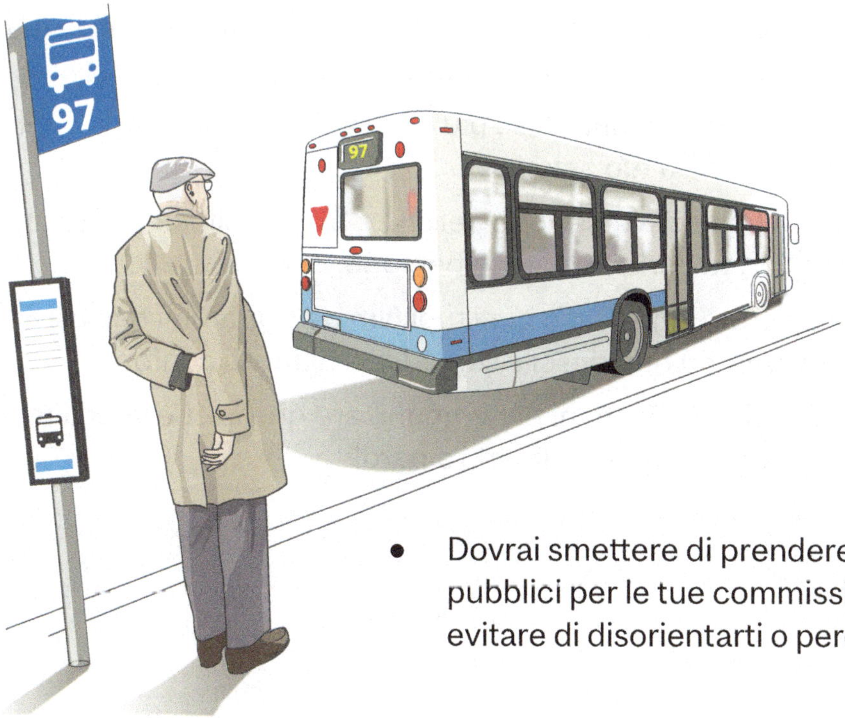

- Dovrai smettere di prendere i mezzi pubblici per le tue commissioni per evitare di disorientarti o perderti.

Difficoltà a esprimerti e capire gli altri

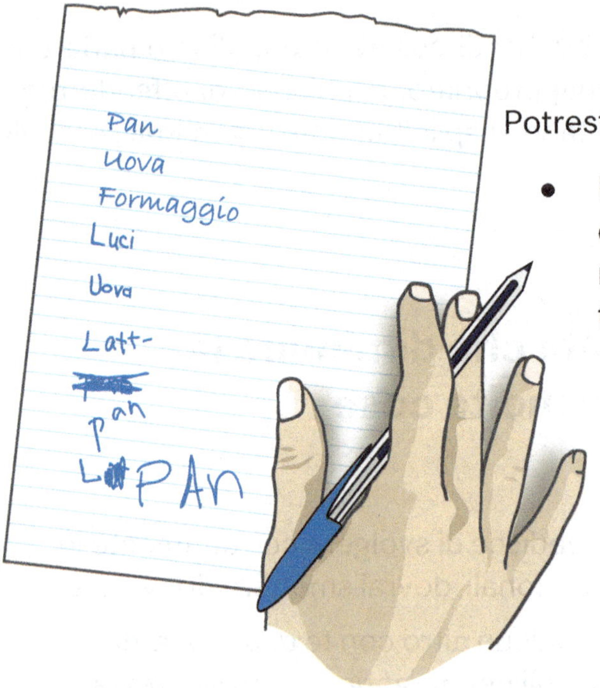

Potresti notare molti casi in cui:

- Hai difficoltà a scrivere e-mail, liste o anche brevi messaggi per comunicare i tuoi pensieri;
- Stravolgi la struttura delle frasi e ti senti frustrato perché la tua famiglia non sembra capirti subito;
- Ripeti una parola o una frase più e più volte quando parli perché ti mette a tuo agio;
- Ti ritiri da una conversazione perché è troppo difficile stare al passo quando parlano diverse persone;
- Perdi del tutto l'interesse per i tuoi film o programmi televisivi preferiti perché non riesci a seguirli e ti agiti o ti confondi;
- Gesticoli più con le mani per comunicare quello che vuoi dire invece di cercare di esprimerlo a parole.

Hai perso la capacità di svolgere diverse attività quotidiane

Potresti scoprire che:

- Ti serve aiuto per necessità come mangiare o usare il bagno;
- Ti serve aiuto per i lavori di casa, per cucinare o per il giardinaggio;
- Hai bisogno di appunti e promemoria in casa per identificare oggetti come gli elettrodomestici e il loro utilizzo;
- Hai bisogno di un bastone o un deambulatore per l'equilibrio.

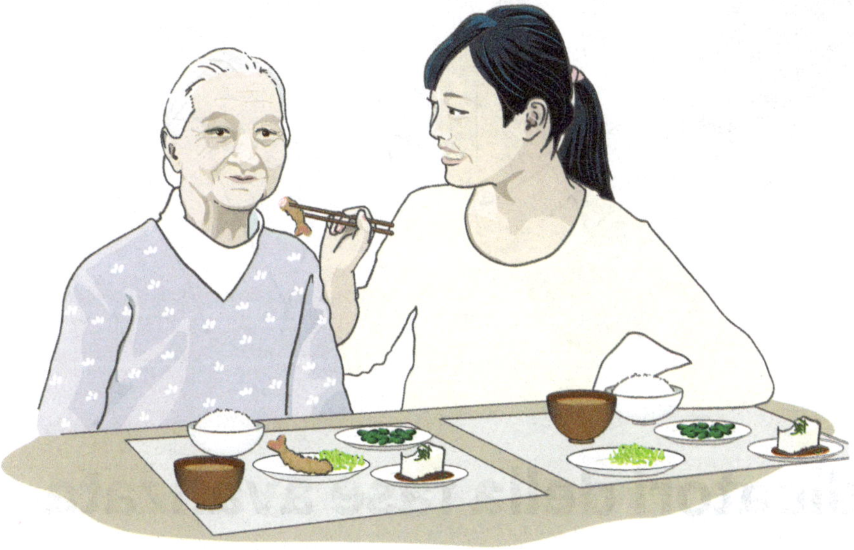

I problemi di pensiero astratto investono questioni più basilari

Potresti:

- Sentirti sempre più frustrato per la tua incapacità di capire o gestire le tue finanze, ad esempio pagare le bollette;
- Non essere più in grado di organizzare un evento come una festa di compleanno perché ci sono troppi dettagli a cui badare;
- Guardarti allo specchio senza riconoscerti.

Fase avanzata (grave)

In questa fase, la maggior parte delle tue esigenze fisiche richiederà l'assistenza di personale sanitario e partner di cura.

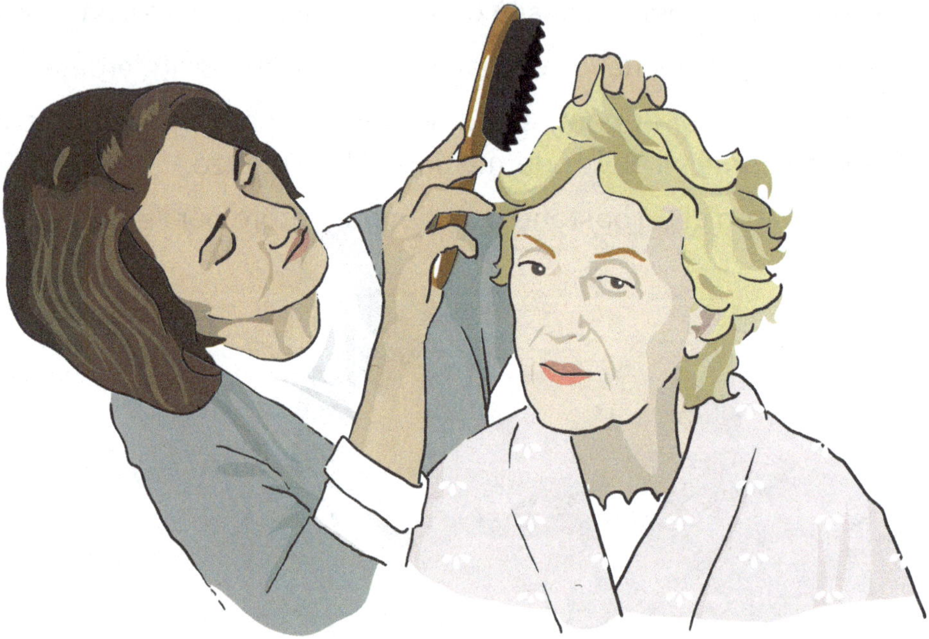

Indicatori della fase avanzata

Anche se con minore frequenza, potresti ancora riconoscere:

- La voce o il viso di un familiare o di un amico;
- Il suono della musica;
- La sensazione o il tocco di una persona che conosci.

Esigenze fisiche e psicologiche

È probabile che ti serva aiuto per:

- Necessità basilari come mangiare, lavarti, usare il bagno o camminare;
- Mangiare regolarmente e rimanere idratato.

Con il progredire della demenza

Potresti sentirti:

- Incline a scatti d'ira perché sei confuso o frustrato per l'incapacità di esprimerti;
- Perdere il controllo della vescica o dei movimenti intestinali;
- Incapace di camminare;
- Incapace di parlare;
- Non riuscire a deglutire;
- Diventare più suscettibile a infezioni come la polmonite o altre malattie.

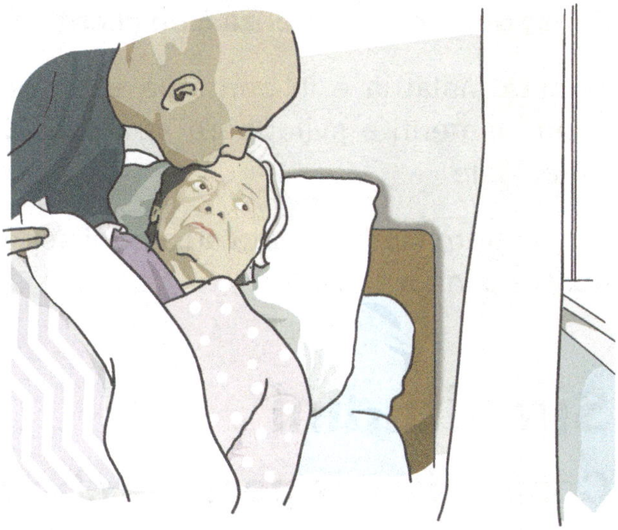

A prescindere dalla fase in cui ti trovi, **concentrati su ciò che puoi fare invece che su ciò che non puoi**. La crescita è un continuum nella vita che non deve fermarsi a causa di una diagnosi di demenza.

Ogni cambiamento, positivo o meno, contiene in sé l'opportunità di abbandonare i pensieri o i sentimenti che ti appesantiscono e reindirizzare le tue energie verso le cose e le persone che ti portano gioia. Hai una nuova realtà, non c'è modo di sfuggire a questo. Ma con la volontà di adattarsi, riconoscere dove sei in questo momento può portarti una pace che non ti aspettavi.

"Cerca sempre il seme del trionfo in ogni avversità."

– Og Mandino

Le cause comuni della demenza non sono sempre ben chiare

Senza dubbio, la demenza è un cliente esigente.

Questa malattia è in continua evoluzione e quindi, monitorare i cambiamenti e sviluppare strategie di adattamento diventerà essenziale.

Diamo prima un'occhiata ad alcuni aspetti simili e dissimili che si possono incontrare.

Similitudini

Cosa unisce le persone che vivono con la demenza

Non puoi sottoporti a un semplice esame medico per determinare quale malattia stia causando i tuoi sintomi.

Dovrai fare una serie di test che potranno includere:

- Anamnesi medica completa
- Visita medica accurata
- Esami del sangue per valutare aspetti come funzione tiroidea, valori del colesterolo, vitamine e altro
- Test cognitivi sotto forma di questionari
- Imaging del cervello

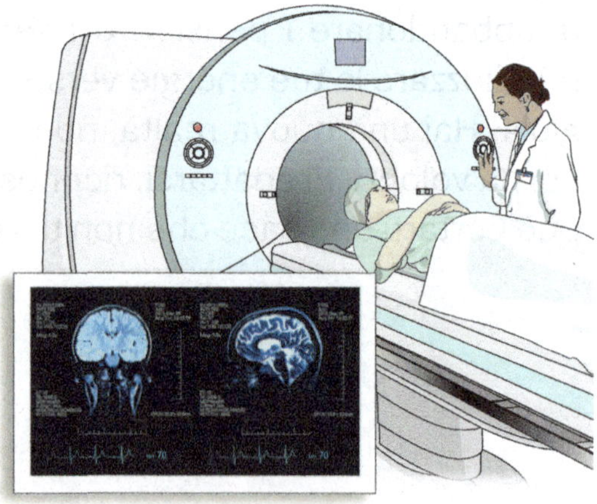

In base ai risultati, potrai essere indirizzato a:

- Una "clinica della memoria"
- Il reparto geriatrico del tuo ospedale
- Un neurologo o altri specialisti

Molte malattie presentano gli stessi sintomi, come perdita di memoria, disorientamento, comportamento conflittuale, apatia, problemi di espressione verbale e limitazioni fisiche diverse. Questo è uno dei motivi per cui le valutazioni devono essere approfondite.

Potrebbero diagnosticarti più di un tipo di demenza. Ad esempio, se ti vengono diagnosticate la malattia di Alzheimer e la demenza vascolare, allora hai quella che viene chiamata "demenza mista".

Il trattamento definito per te ha lo scopo di ridurre i sintomi e prevenire le complicazioni. Un piano terapeutico completo include consigli per la stimolazione sociale, la nutrizione, l'esercizio fisico e i farmaci.

Potrebbero insorgere anche altre patologie cognitive o fisiche che imitano o si aggiungono ai sintomi della demenza. Queste saranno trattate nella prossima sezione.

Ci sono alcuni fattori di rischio comuni associati alle diverse forme di demenza: pressione alta, diabete, inattività fisica o peso eccessivo, depressione e limitato contatto sociale con gli altri.

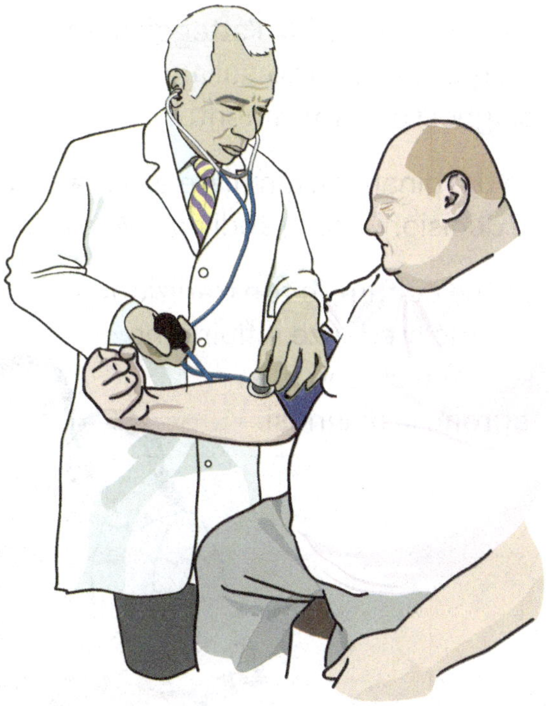

Differenze

Cosa ti distingue in quanto persona affetta da demenza

La fase in cui ti trovi attualmente e per quanto tempo vi rimani prima di passare alla successiva.

Eventuali precedenti patologie da prendere in considerazione che possono modificare il decorso naturale e il trattamento.

Farmaci su prescrizione e integratori che potresti già prendere. Devi evitare qualsiasi combinazione dannosa che potrebbe causare reazioni avverse.

Trattamenti cognitivi e fisici a cui ti sottoponi a seconda del tipo di demenza di cui soffri.

Qualsiasi scelta di vita che fai per quanto riguarda l'esercizio fisico, l'alimentazione o il consumo di alcol.

La tua personalità, l'atteggiamento e la disposizione. Questi avranno un grande impatto sulla tua reazione a breve e a lungo termine alla diagnosi e al trattamento.

La tua dinamica familiare e la tua cerchia sociale, che influenzeranno le decisioni che prendi da solo e con loro.

La tua cultura, le tue tradizioni e le tue credenze influiranno su come elabori e affronti la diagnosi.

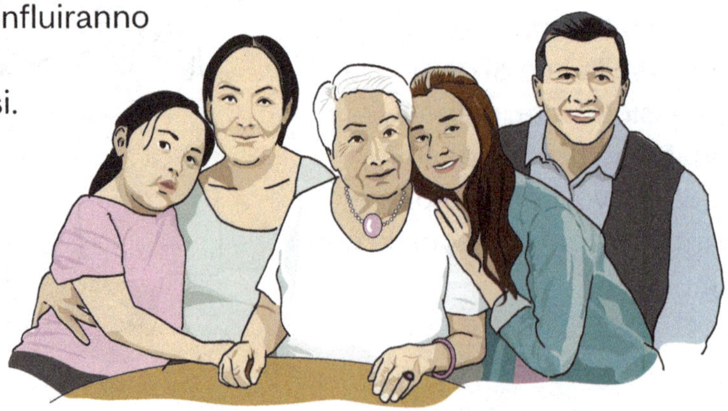

Malattia di Alzheimer

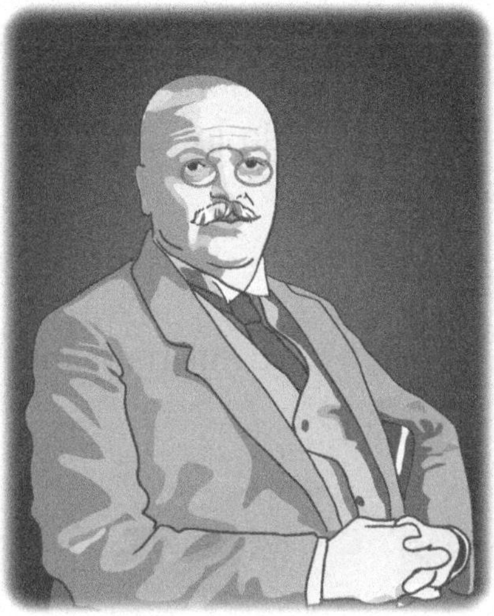

Dr Alois Alzheimer

"Un particolare processo patologico della corteccia celebrale."

– Dr. Alois Alzheimer, 1906

Alcuni medici diventano figure storiche degne di nota per essere stati i primi a identificare una malattia. Imbattendosi in un caso insolito, il dottor Alzheimer si incuriosì e passò più di cinque anni a seguire e osservare da vicino una giovane donna che mostrava un progressivo declino cognitivo e sintomi psicotici.

In seguito ordinò uno studio del suo cervello. Tramite il microscopio ottico, osservò l'atrofia (impoverimento) del cervello e due depositi insoliti chiamati placche senili e grovigli neurofibrillari, che sarebbero diventati i segni distintivi di questa patologia.

Ti chiederai perché, dopo oltre cento anni, sia importante sapere questo. Perché questo lasso di tempo ha dato a noi, e a te, più di un secolo di apprendimento.

Quello che sappiamo

Le placche senili e i grovigli neurofibrillari sono costituiti principalmente di proteine aggregate o modificate, rispettivamente beta-amiloide e tau. Questi ammassi interferiscono con la normale attività cerebrale: come un portiere e un difensore che bloccano la palla nel calcio, intralciano volutamente la memoria e il pensiero. Quando questo accade, è segno che la malattia interferisce con il funzionamento delle cellule cerebrali sane.

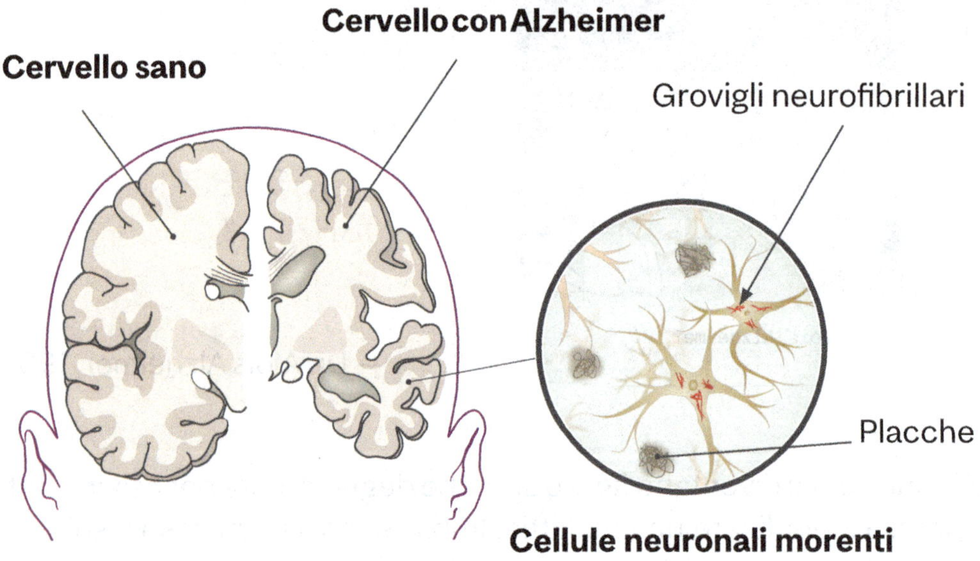

Contrariamente a quanto molti credono, la vecchiaia non causa la malattia di Alzheimer, ma questa colpisce le persone anziane più spesso di quelle giovani.

È possibile che tu abbia avuto la malattia di Alzheimer per diversi anni prima della diagnosi. Molti sintomi possono rimanere latenti mentre nel cervello avvengono silenziosamente cambiamenti dannosi.

I sintomi variano da persona a persona, ma di solito i primi segnali sono piccole perdita di memoria o reazioni fuori dal normale. Eventi che potresti aver attribuito al naturale processo d'invecchiamento senza dar loro importanza, forse più spesso di quanto tu voglia ammettere.

Le tipiche risposte ricorrenti che potrebbero indicare la presenza di malattia di Alzheimer sono:

"È una giornata 'no', capita a tutti."

— Quando tuo figlio ti dice che ti sei lamentato della perdita in garage tre volte in un pomeriggio.

"Ora non saprò chi ha rubato i soldi! Saresti frustrato quanto me!"

— Dopo non essere riuscito a scoprire chi è il ladro nel tuo programma televisivo preferito perché ti sei dimenticato fosse in onda, prendendotela con il tuo partner.

"Non ho voglia di andare. Mi sento stanco. Non c'è bisogno di farne un dramma"

— Dopo che hai aspettato tre settimane per avere un tavolo al tuo ristorante preferito.

Ci sono altri fattori che possono contribuire allo sviluppo della malattia di Alzheimer, quali:

- Pressione alta
- Storia familiare di demenza
- Inattività fisica
- Obesità
- Fumo
- Eccessivo consumo di alcol
- Diabete

Una volta che inizi a notare qualche cambiamento (o qualcuno vicino a te lo nota), la malattia di Alzheimer può alterare la memoria, i pensieri, il comportamento e l'umore. Nelle fasi finali può anche arrivare ad alterare in diversi modi il controllo del corpo.

Detto questo, è importante rimanere nel presente. È qui che gentilezza e comunicazione aperta possono dare i loro frutti.

Demenza vascolare

La demenza vascolare è la seconda forma più comune di demenza, e rappresenta fino al 30% dei casi.

Il cervello ha bisogno di essere costantemente irrorato da una quantità sufficiente di sangue. Sapevi che quest'organo richiede circa il 15-20% di tutto il sangue che circola nell'organismo? Il flusso sanguigno fornisce al cervello sostanze nutritive vitali e ossigeno, oltre a rimuovere i prodotti di scarto di cui non ha più bisogno. Quando questo rallenta o si interrompe, la corteccia cerebrale viene danneggiata e le cellule cerebrali muoiono.

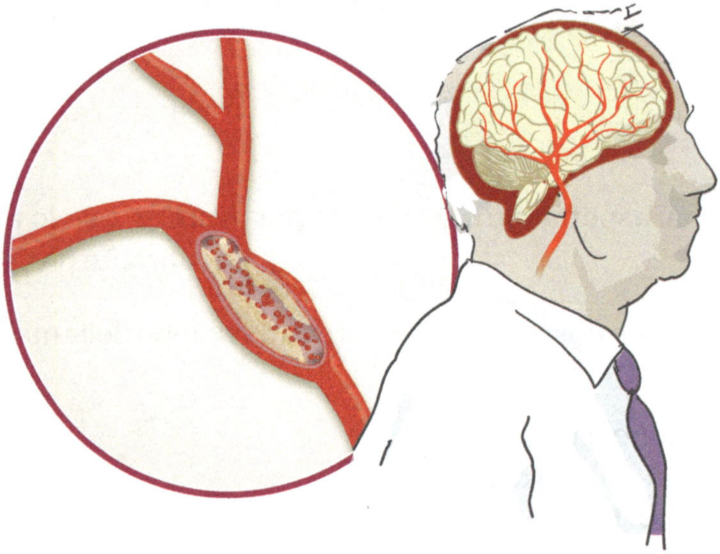

Quello che sappiamo

La causa principale dell'interruzione del flusso di sangue al cervello - anche se non l'unica - è di solito un ictus o una serie di piccoli ictus. Tuttavia, è importante sottolineare che avere un ictus non significa che si verrà necessariamente colpiti dalla demenza.

La demenza vascolare è un po' come uno scarico intasato nel lavandino della cucina. Nel corso del tempo, le particelle di cibo aderiscono ai tubi. Una volta che questi residui si compattano in blocchi più grandi, ecco che l'acqua scende lentamente o cessa di defluire.

Un piccolo ictus, o una serie di piccoli ictus, a volte possono passare quasi inosservati. Un altro termine che potresti aver sentito è demenza multi-infartuale (MID). Si tratta di una serie di ictus che si accumulano e bloccano il flusso di sangue in una determinata area del cervello. Immagina una palla di neve in corsa. Diventa più grande quanto più scivola giù per la collina, accumulando perdita di memoria, confusione, cambiamenti di personalità e altri sintomi di demenza.

Poiché un ictus è spesso un precursore della demenza vascolare, questo tipo di demenza può spesso essere diagnosticato rapidamente perché i cambiamenti nelle abilità cognitive vengono immediatamente osservati.

Sia la malattia di Alzheimer che la demenza vascolare possono svilupparsi gradualmente nel tempo, ma la demenza vascolare può anche arrivare improvvisamente e manifestarsi con sintomi da lievi a gravi.

Esistono anche altri fattori che possono contribuire allo sviluppo della demenza vascolare, tra cui:

- Precedenti infarti
- Fibrillazione atriale: la frequenza cardiaca è rapida o irregolare
- Arteriosclerosi: la parete delle arterie col tempo si è ispessita, diventando dura e rigida, e limitando l'afflusso di sangue
- Pressione alta
- Diabete
- Colesterolo alto
- Obesità
- Fumo

Sebbene la demenza vascolare si aggravi nel tempo, esistono dei trattamenti, anche farmacologici, che possono aiutare a prevenire futuri ictus e ulteriori danni al cervello. Si può inoltre ricorrere a fisioterapia, logopedia e terapia occupazionale per migliorare condizioni fisiche come vertigini, debolezza delle gambe o delle braccia, tremori o difficoltà di parola.

Demenza a corpi di Lewy (DLB)

Questo è l'illustre Dr. Friedrich Lewy, da cui prende il nome un particolare tipo di demenza.

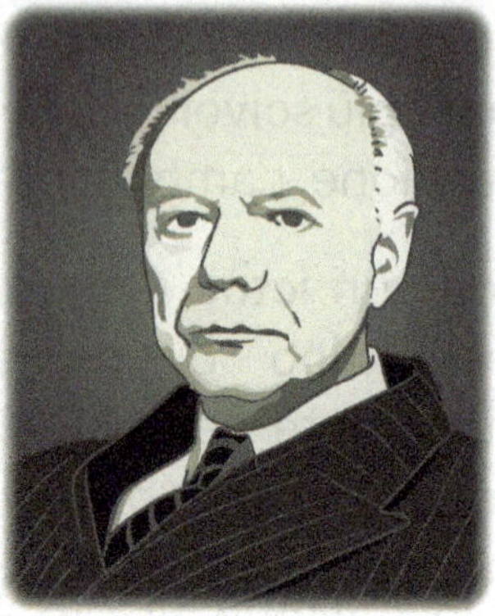

Dr Friedrich Lewy, 1949

È stato il primo a scoprire i "corpi di inclusione". Si tratta di proteine chiamate alfa-sinucleina che si attraggono l'un l'altra e si uniscono andando a formare degli ammassi nei neuroni. Queste strutture invasive interferiscono con il normale funzionamento del cervello.

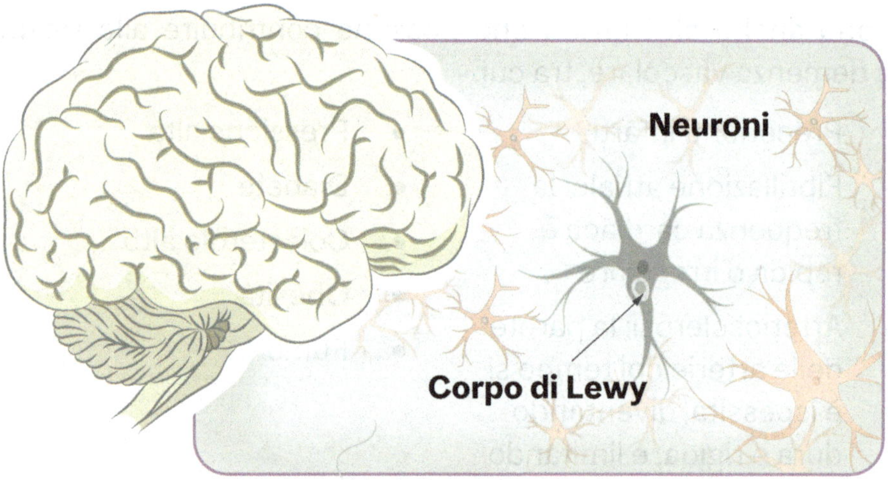

In ogni gruppo di amici c'è quello timido, quello chiacchierone, quello con la faccia tosta. Beh, la demenza a corpi di Lewy è il simpaticone. È quello un po' invadente che in una festa si intrattiene e parla con tutti. Ecco perché questo tipo di demenza è strettamente legato ad altre malattie. Ama inoltre mantenere un'aura di mistero: gli scienziati sanno molto meno di questa forma di demenza rispetto alle altre.

Quello che sappiamo

La demenza a corpi di Lewy è probabilmente la forma più complessa di demenza perché racchiude in sé molti dei sintomi osservati in altre patologie, in particolare i disturbi cognitivi della malattia di Alzheimer e la diminuzione delle capacità motorie della malattia di Parkinson. Questo può renderne particolarmente difficile la gestione.

Ne esistono due tipi: **demenza a corpi di Lewy (DLB) e demenza da malattia di Parkinson**. Anche se si tratta di patologie diverse, sono biologicamente correlate e mostrano lo stesso tipo di alterazioni nel cervello nel loro decorso.

Poiché la demenza a corpi di Lewy simula così bene altri sintomi, ottenere una diagnosi definitiva può essere difficile. Inizialmente potrebbe essere scambiata per Alzheimer o altri disturbi psichiatrici.

La demenza a corpi di Lewy condivide molti dei sintomi delle altre demenze già elencate, ma ne presenta alcuni che la distinguono, quali:

Allucinazioni visive ricorrenti all'inizio della diagnosi. Queste false percezioni sono di solito molto vivide e dettagliate. Possono anche manifestarsi come sensazioni fisiche (attraverso la percezione uditiva, olfattiva o tattile di oggetti che non sono realmente presenti).

Sbalzi di attenzione e di vigilanza. I livelli di coscienza possono attraversare degli alti e bassi nel corso della giornata. Potresti essere spesso assonnato o a fissare il vuoto per lunghi periodi di tempo.

Declino delle abilità cognitive, come la capacità di risolvere problemi o le competenze organizzative, che varia quotidianamente o persino da un'ora all'altra. Questo rende molto più difficile seguire la progressione della demenza

Aumento di problemi visuospaziali. Riguardano il modo in cui elaboriamo ciò che vediamo intorno a noi, gli spazi e le dimensioni del luogo in cui ci troviamo, causando difficoltà di orientamento in una stanza o all'aperto.

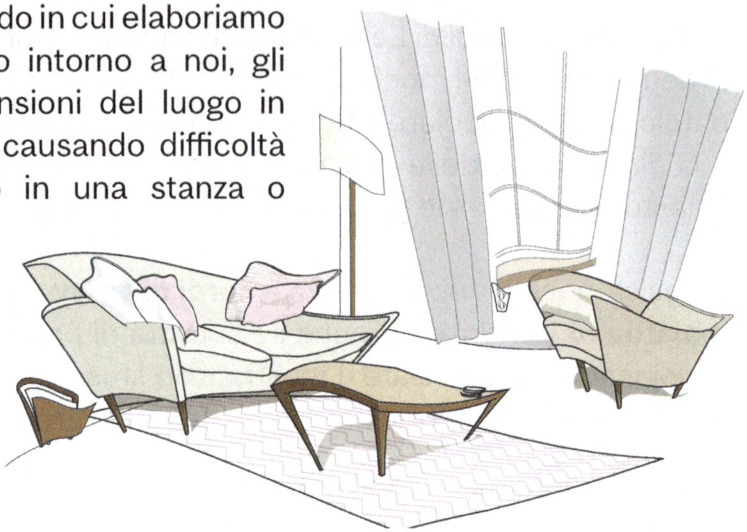

Potresti soffrire di disturbo del comportamento del sonno REM. I tuoi sogni sembrano così realistici che parli ad alta voce nel sonno. Questo è uno dei motivi per cui ti senti così stanco durante il giorno.

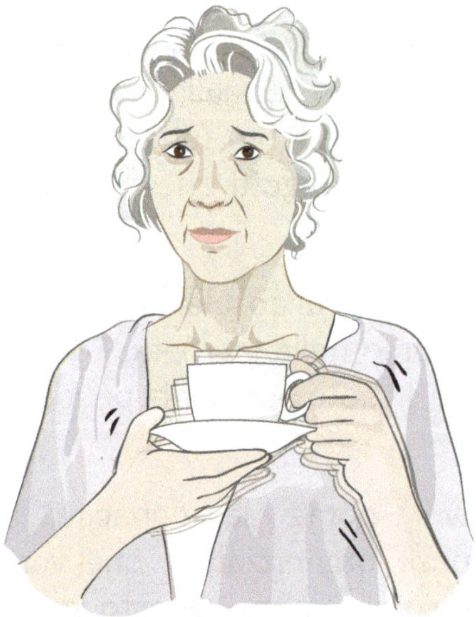

Disturbi del movimento. Qui entrano in gioco i sintomi associati al Parkinson. Potresti iniziare a muoverti più lentamente o ad avvertire tremori o contrazioni, rigidità muscolare, o iniziare a trascinare i piedi. Questi sintomi fisici aumentano il rischio di vertigini o cadute.

Comportamento chiuso o apatico. È difficile ritrovare la motivazione quando i sintomi sono a pieno regime. Questa indifferenza può sembrare depressione.

Data l'ampia gamma di sintomi associati alla demenza a corpi di Lewy, i trattamenti complementari spesso includono:

- Terapia fisica e occupazionale per alleviare i problemi di movimento e individuare soluzioni valide per le necessità quotidiane come fare il bagno e mangiare;
- Logopedia per aiutare a parlare e deglutire. Questi esercizi ti aiuteranno a rafforzare e controllare i muscoli circostanti;
- Data la notevole gravità di una diagnosi di demenza a corpi di Lewy, la partecipazione ad attività fisiche, artistiche o musicali è fortemente raccomandata per contribuire a contenere lo stress e l'ansia.

Sempre per questo motivo, il supporto psicologico sarebbe molto utile sia per la persona colpita da questo tipo di demenza che per i suoi familiari.

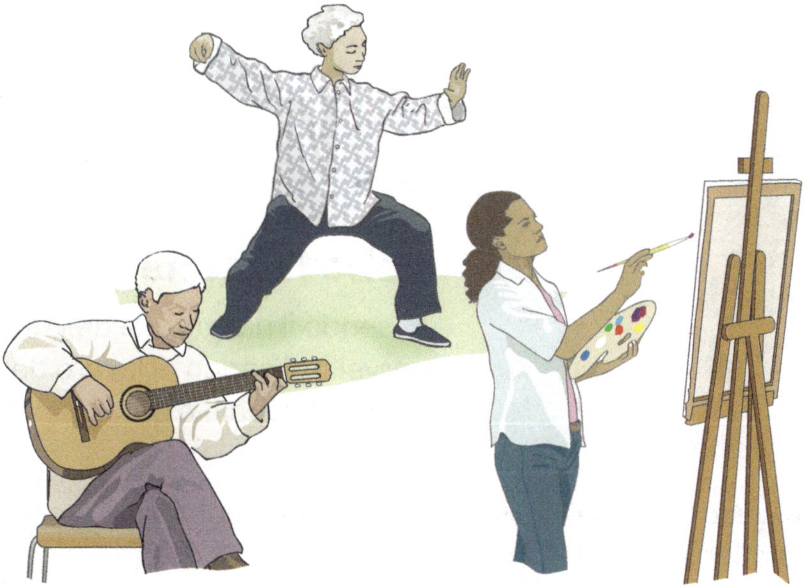

Trovare il giusto equilibrio terapeutico per una persona con demenza a corpi di Lewy esige una maggiore vigilanza. Alcuni farmaci antipsicotici, usati per trattare allucinazioni e deliri, possono influire negativamente sulle capacità motorie in alcune persone. Naturalmente, il medico tratterà prima i sintomi più gravi, per procedere poi secondo necessità.

Demenza frontotemporale (FTD)

Di fronte, fronte unito, frontale. In un certo senso, questi concetti derivano dall'uso dei lobi frontali e temporali del cervello.

Il tuo cervello può essere paragonato a un posto di lavoro. Ogni operaio di un reparto ha una mansione che definiscea i compiti da svolgere. Naturalmente, perché un sistema integrato funzioni correttamente, i vari reparti devono anche incontrarsi e partecipare a riunioni adottando una comunicazione aperta e continua. Tutto questo con l'obiettivo comune di migliorare l'efficienza e la produttività. Facciamo un breve tour di questi due reparti interconnessi presenti nel tuo cervello.

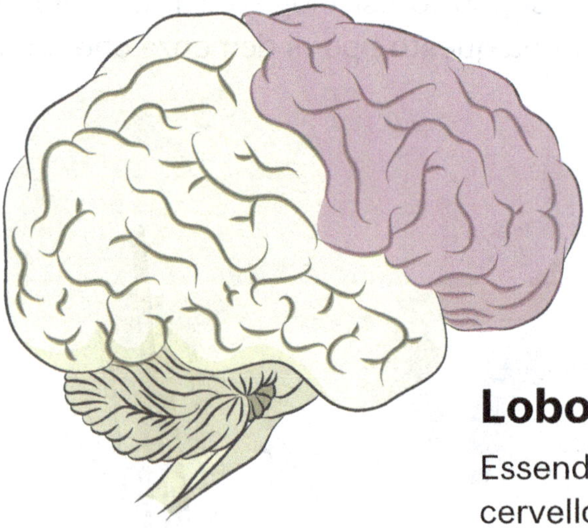

Lobo frontale

Essendo il più grande dell'unità cervello, il carico di lavoro del gruppo frontale è notevole:

- Produce la parola e il linguaggio. Fondamentalmente, consente di tradurre i pensieri in parole;
- Coordina i movimenti come camminare o usare le braccia;
- Aiuta a creare e conservare i ricordi a lungo termine;
- Genera le caratteristiche di base della tua personalità; dà forma a chi sei e a come ti muovi nel mondo;
- Gestisce l'empatia, la sensibilità e la compassione per gli altri;

- Controlla gli impulsi, il comportamento sociale appropriato e la capacità di prendere decisioni sensate;
- Ti mantiene organizzato con capacità di pianificazione, risoluzione dei problemi, logica, giudizio e concentrazione.

Lobo temporale

L'incarico lavorativo qui può essere diviso in tre compiti principali:

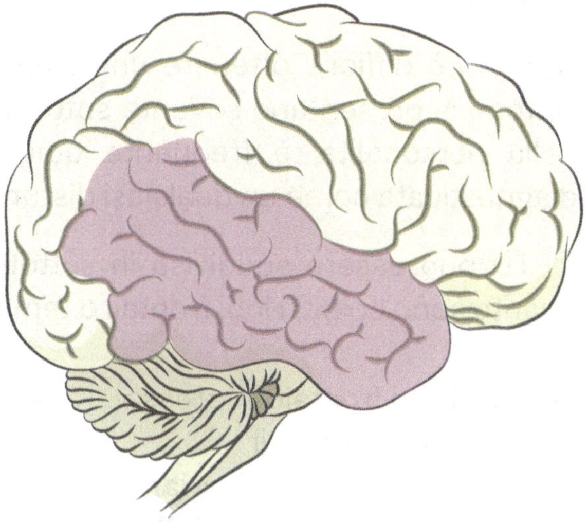

- Interpretare e filtrare i suoni, i ricordi e le emozioni che si percepiscono, e dare loro un significato;
- Utilizzare una componente visiva per rendere possibile il riconoscimento di oggetti e persone;
- Comprendere la natura simbolica del linguaggio e trasmettere il significato in modo che sia intelligibile e possa essere condiviso.

La compromissione di queste funzioni a causa della demenza frontotemporale rappresenta circa il 10% dei casi, tuttavia questa rimane una delle forme di demenza meno conosciute. Appartiene alla grande famiglia delle degenerazioni lobari frontotemporali (FTLD), in cui i lobi frontali e temporali del cervello subiscono un processo in due fasi. Quando i neuroni muoiono in queste aree, vicino alla fronte, sopra gli occhi e le orecchie, i lobi si atrofizzano (si impoveriscono); i disturbi della parola, della personalità, del comportamento, del controllo degli impulsi e della coordinazione sono di solito i primi sintomi.

Quello che sappiamo

La demenza frontotemporale (FTD) spesso colpisce persone di un'età inferiore rispetto a quelle generalmente interessate dalla malattia di Alzheimer, dalla demenza vascolare o dalla demenza a corpi di Lewy. L'FTD infatti è la forma di demenza più comune nelle persone sotto i 60 anni.

All'inizio è difficile ottenere una diagnosi definitiva di FTD. I primi sintomi si presentano sovente sotto forma di cambiamenti estremi della personalità; è frequente quindi che venga erroneamente diagnosticata come un qualsiasi disturbo psicologico o psichiatrico.

L'FTD può essere suddivisa in sottotipi, principalmente in base a quanto sono colpiti i lobi frontali o temporali. I più prevalenti sono:

- Dei lobi frontali: interessa la personalità e il comportamento (**variante comportamentale della demenza frontotemporale**, ***bvFTD***)
- Dei lobi temporali: interessa le abilità linguistiche (difficoltà a trovare le parole), come nell'**afasia primaria progressiva (PPA)**

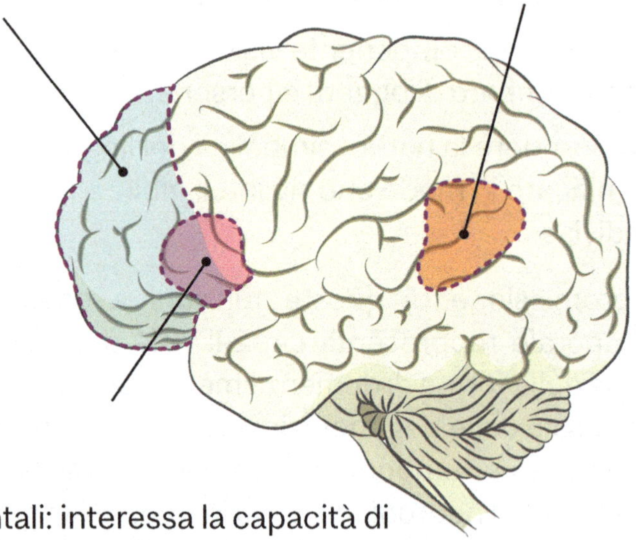

- Dei lobi frontali: interessa la capacità di parlare correttamente, seguendo le regole di grammatica e pronuncia (afasia progressiva non fluente) o la conoscenza fattuale e del significato delle parole (**demenza semantica**)

Come già detto, la demenza può colpire chiunque, ma l'FTD sembra dipendere da una predisposizione genetica più forte, il che indica che la storia familiare potrebbe avere un peso maggiore in questa particolare classificazione.

A differenza di quanto accade con la malattia di Alzheimer, la memoria resta per lo più intatta nelle prime fasi dell'FTD, perché il danno si verifica in aree del cervello deputate a funzioni diverse.

Anche se l'FTD condivide molti sintomi della demenza già menzionati, alcuni particolarmente accentuati sono:

- Destrezza o mobilità compromessa nei movimenti sequenziali, come suonare uno strumento o ballare;
- Ridotta capacità di parlare, di comprendere il linguaggio o di conversare in modo sensato;
- Difficoltà ad apprendere e a pianificare efficacemente;
- Umore e comportamenti mutevoli, ad es. da sfacciati a contraddistinti da irrequietezza e noia;
- Diminuzione dell'appetito, della sete o dell'igiene personale.

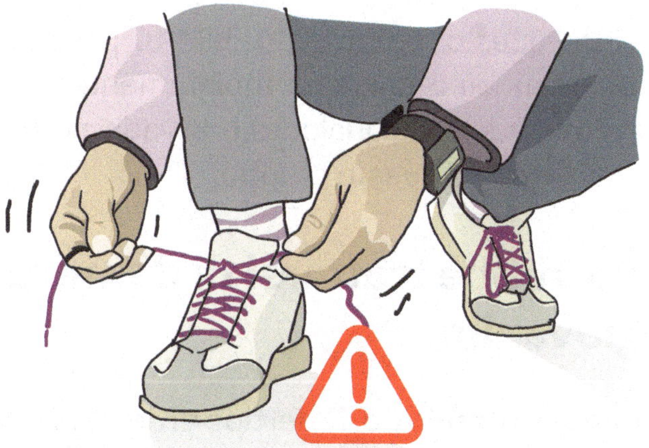

Dopo la diagnosi iniziale, i farmaci e vari trattamenti (terapia fisica e occupazionale, logopedia, terapia professionale) possono aiutarti a mantenere e a riacquistare quanta più funzionalità possibile. Una diagnosi precoce è determinante. Quindi, impegnarsi a fare del proprio meglio in tutti gli ambiti su cui si può "lavorare" (alimentazione, relazioni costruttive, maggiore mobilità ed esercizi cognitivi pratici) sarà l'approccio vincente.

Demenza a esordio giovanile

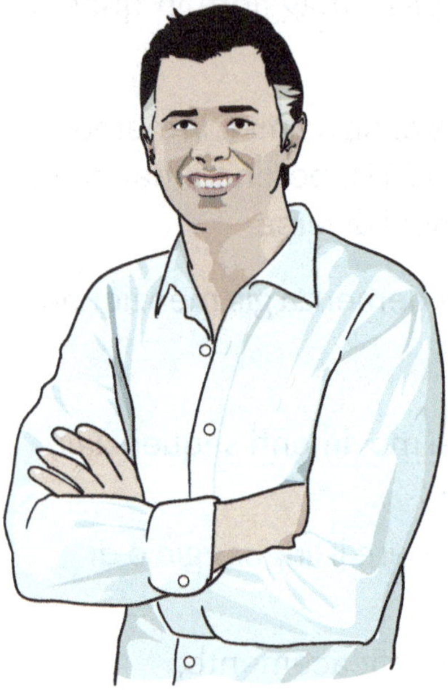

Raggiungere quel momento della tua vita in cui la carriera e la famiglia sono in primo piano, la consapevolezza di sé guida le tue decisioni e l'impulsività dei vent'anni è ormai alle spalle è un traguardo della vita molto piacevole.

E racchiude in sé una sua libertà: non ci si preoccupa delle malattie croniche, specialmente di quelle che colpiscono persone molto più anziane. Non io, non oggi.

Tuttavia questa forma di demenza può insorgere anche prima dei 65 anni. È rara, ma interessa in media circa il 3% dei casi.

Detto questo, è comprensibile tu possa sminuire eventuali sintomi adducendoli a cause completamente diverse. Nondimeno, quando affronti l'idea che qualcosa non vada, potresti chiederti se fai parte dei pochi eletti di questo gruppo.

Potrebbe trattarsi di demenza a esordio giovanile?

Stessi sintomi. Al di là del tipo di demenza che ti è stato diagnosticato, Alzheimer, vascolare, frontotemporale o a corpi di Lewy, l'unica cosa che ti differenzia è la tua età. Puoi consultare le sezioni precedenti sulla demenza per conoscerne i sintomi e le fasi.

Diagnosi tardiva. La tua età può effettivamente ritardare una diagnosi accurata, data la sua rarità. Potrebbe essere necessario sottoporsi a diversi tipi di esami o visite mediche per circoscrivere la causa dei tuoi sintomi. Il medico potrebbe cercare possibili cause alternative in problemi legati allo stress, menopausa, problemi psicologici o una specifica storia genetica.

Cosa fare

- Mantieni o inizia uno stile di vita sano che includa una corretta alimentazione, esercizio fisico e un sonno ristoratore.
- Continua a fare quello che ti piace - gite, lavori di bricolage, giardinaggio, pittura, attività manuali - per aiutarti a mantenere la tua indipendenza e preservare la qualità della vita.
- Accetta l'aiuto di amici e familiari. Di' di sì.
- Cerca risorse esterne come gruppi o forum (di persona o online), terapisti, istruttori di fitness specializzati, gruppi di interesse o consulenti per costruire una solida rete di supporto. Questo può aiutare a ridurre l'ansia e migliorare le tue capacità di far fronte alla situazione.

Tieni aperte le linee di comunicazione

- Parla con il tuo datore di lavoro per esporre la tua situazione e discutere possibili alternative alle tue mansioni e ai tuoi orari.
- Parlane con un consulente finanziario, dato che il tuo reddito potrebbe risentirne. Gli argomenti da discutere includono il mutuo, l'auto, la carta di credito, le utenze, i fondi pensione.

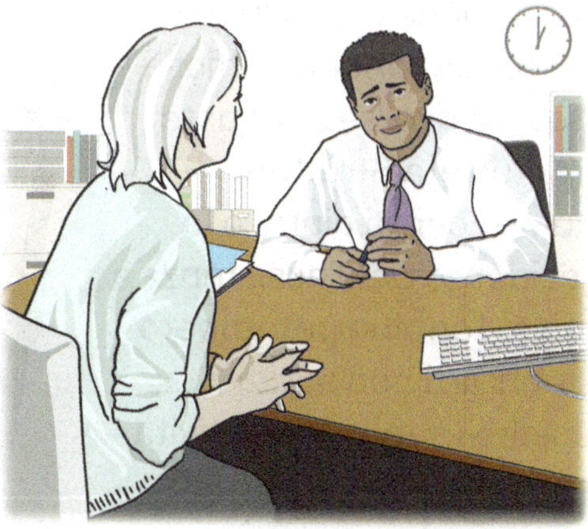

- Parla con le agenzie del territorio per sapere quale sostegno finanziario è disponibile per te, come sussidi di invalidità e di disoccupazione.
- Parla con i tuoi figli per aiutarli a capire i cambiamenti che possono aver già notato e per avvertirli di ciò che vedranno in futuro. Ci sono libri disponibili per aiutarti a trattare questi argomenti con un linguaggio adatto alla loro età. Essere consapevoli di ciò che sta accadendo li aiuterà a sentirsi più sicuri e a ridurre la loro ansia.

- Parla con il tuo partner di come cambieranno le cose nella vostra relazione. Incoraggia l'altra persona a cercare un aiuto esterno per affrontare le emozioni e lo stress.
- Rivolgiti a figure come fisioterapisti, che possono aiutarti a conservare la forza e l'equilibrio, o a terapisti occupazionali per le strategie di mantenimento della capacità di svolgere le attività quotidiane. Includere questi specialisti nella tua routine di trattamento può avere un notevole effetto calmante su tutte le persone coinvolte. Ti sentirai come se fossi in controllo di particolari aspetti della demenza.

Difficoltà specifiche che potresti incontrare

I programmi e l'assistenza per la demenza sono in genere rivolti a persone più anziane di te. Questo potrebbe rendere difficile trovare risorse adeguate alla tua età.Strutture come i centri diurni o le residenze per l'assistenza a lungo termine potrebbero sembrarti non adatti a te, poiché i servizi e le attività sono orientati di più verso gli anziani.

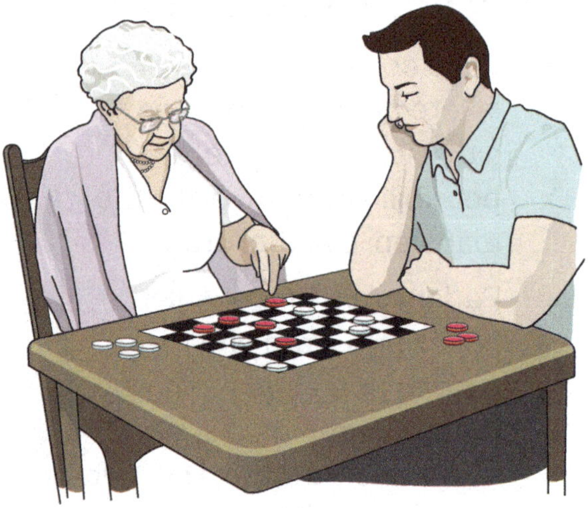

Renditi conto che non è colpa tua

Sì, è perfettamente naturale rimpiangere le cose che facevi senza pensarci due volte o le cose che avevi programmato di fare, ma potrebbe esserti utile concentrarti su ciò che puoi fare e con chi farlo, realizzando che alcune attività sono ancora tranquillamente alla tua portata.

Diventa un'enciclopedia sulla demenza

Circondati di amici e familiari che ti sostengano e che ti aiutino a districarti tra tutte le informazioni sulla demenza. Assicurati di usare fonti accurate, professionali e di prima mano.

Non sei tu, sono loro

Potresti scoprire che la presenza della demenza giovanile nella tua vita induce alcuni dei tuoi coetanei a trattarti in modo diverso. Gli amici, specialmente quelli con cui hai condiviso attività sportive, potrebbero lentamente allontanarsi. Il telefono potrebbe non squillare più così spesso. D'altra parte, scoprirai che chi invece rimarrà al suo posto in prima fila è davvero interessato alla vostra relazione e a te.

A volte è difficile gestire le emozioni contrastanti dovute a questa impasse imprevista. Ma ciò non toglie nulla ai vostri momenti condivisi o alle risate del passato; semplicemente li mette in prospettiva per il presente.

Ecco tre persone che conoscono l'argomento e lo descrivono meglio di quanto potremmo fare noi:

"Niente da dire. Sono troppo occupata a vivere la migliore vita possibile, con i fantastici amici rimasti a condividerla con me."

— Gemma C.

"Prima mi mancavi, ma ora non riconoscerei né te né me stessa. Siamo cambiati e così è la vita. Ci sono persone che capiscono il mio dolore e mi dicono ancora «Vieni quando vuoi». Vedono la mia ansia e cercano di allontanare ciò che la provoca. Grazie per essertene andato così che io possa crescere."

— Roxy R.

"Perdonarti è il mio regalo per te; andare oltre è il mio regalo per me."

— Anonimo

Altre malattie correlate

Disturbo cognitivo soggettivo (SCI)

Nessuno ti conosce meglio di te stesso. Lo crediamo tutti. Come quando pensi di essere l'unico ad avere una giornata "no" o che il rosso non è solo il tuo colore. E, a un livello più profondo, riguarda il sapere cosa ti rende felice o cosa significhi veramente il successo per te. Implica anche fidarsi del proprio intuito. Così, quando inizi a sentire che qualcosa non va, tendi ad ascoltare il tuo istinto e vuoi sapere cosa sta succedendo.

Che si tratti di disturbo cognitivo soggettivo?

È tutto negli occhi di chi guarda. La SCI (Subjective Cognitive Impairment, Disturbo cognitivo soggettivo) è caratterizzata dalla sensazione e osservazione soggettive di non essere in grado di pensare con la stessa chiarezza, ricordare nomi o parole con la stessa rapidità, o fare programmi con la stessa decisione di prima.

Poiché questa patologia non può essere comprovata da test clinici, è considerata "auto-riferita". Si dibatte molto nel mondo della ricerca se la SCI sia un precursore del disturbo cognitivo lieve e poi della demenza. Alcuni sostengono che c'è un legame con i cambiamenti definitivi dell'attività cerebrale che portano a queste patologie, mentre altri la ritengono una "condizione benigna associata al normale invecchiamento".

Esistono alcuni fattori di rischio legati alla SCI

- Pressione alta
- Diabete
- Inattività fisica
- Carenza di attività mentalmente stimolanti
- Carenza di contatti sociali
- Problemi di udito non curati
- Depressione

Cosa puoi fare per trattare la SCI in modo olistico

Prenditi cura di te. Se riscontri uno dei fattori sopra elencati, modifica le tue abitudini e rivolgiti al tuo medico.

Prendi i farmaci prescritti. Ti aiuterà a regolare i problemi di salute associati, come la pressione alta. Puoi anche acquistare un misuratore da casa per monitorare regolarmente la pressione arteriosa.

Fai esercizio, mangia più proteine magre, frutta e verdura, bevi molta acqua e dormi a sufficienza per ringiovanire dentro e fuori.

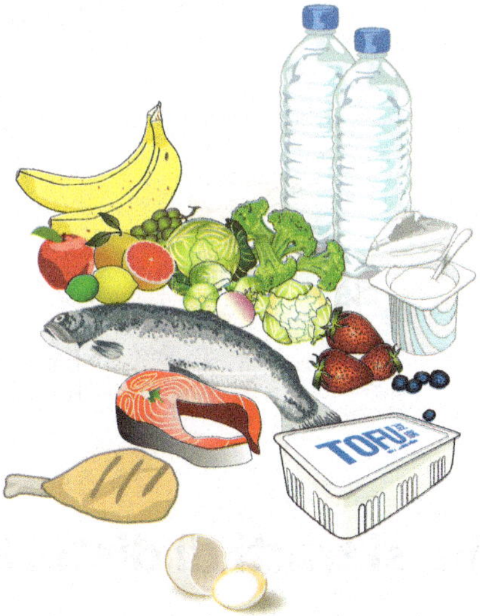

Fai uno sforzo per **cercare** gli amici e passare del tempo di qualità con loro.

Gioca, guarda i quiz in TV o componi dei puzzle per divertirti e stimolare il cervello.

I tuoi vuoti di memoria intermittenti possono essere ascrivibili a numerosi fattori: normale invecchiamento, stress, stanchezza, carenza vitaminiche o abitudine a fare troppe cose insieme. Se questo è il tuo caso, allora fermati e chiediti se puoi apportare dei semplici cambiamenti al tuo stile di vita

Disturbo cognitivo lieve (MCI)

Un lieve mal di testa. Un vento lieve. Un lieve disaccordo. Nel grande schema delle cose, quelle lievi sono affrontabili. Tuttavia, la tua recente tendenza a dimenticare luoghi o nomi potrebbe incuriosirti. Come tutti, hai un sacco di cose da fare, quindi non c'è da meravigliarsi. È normale per chi è abituato a gestire tante cose insieme ogni giorno. Ma quando non riesci a capire il nuovo aggiornamento del software al lavoro, nonostante le sessioni di formazione di gruppo e individuali, la curiosità potrebbe cedere il passo a un lieve sospetto.

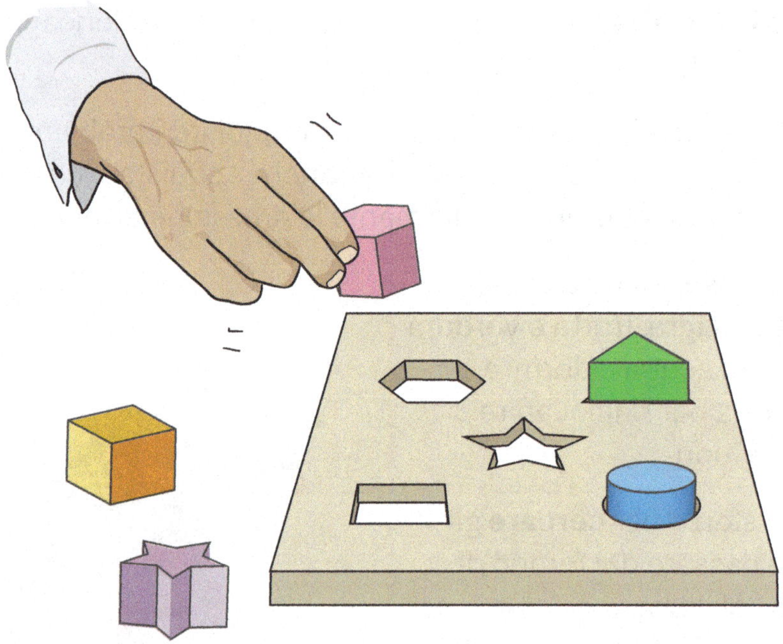

Che si tratti di disturbo cognitivo lieve?

Un nome che dice tutto: proprio come suggerisce il termine, i sintomi del disturbo cognitivo lieve (Mild Cognitive Impairment, MCI) sono di modesta entità e non dovrebbero impedirti di svolgere le attività quotidiane, come il tuo lavoro, né compromettere la tua indipendenza. Questa è davvero una buona notizia.

I due sottotipi di disturbo cognitivo lieve

Sebbene compromettano entrambi le tue capacità di pensiero, interessano due aree diverse:

Il disturbo cognitivo lieve amnesico è il più comune e si manifesta soprattutto come perdita di memoria, ad esempio dimenticare il pranzo con un collega o non ricordare il nome del vicino quando chiacchierate affacciati al recinto.

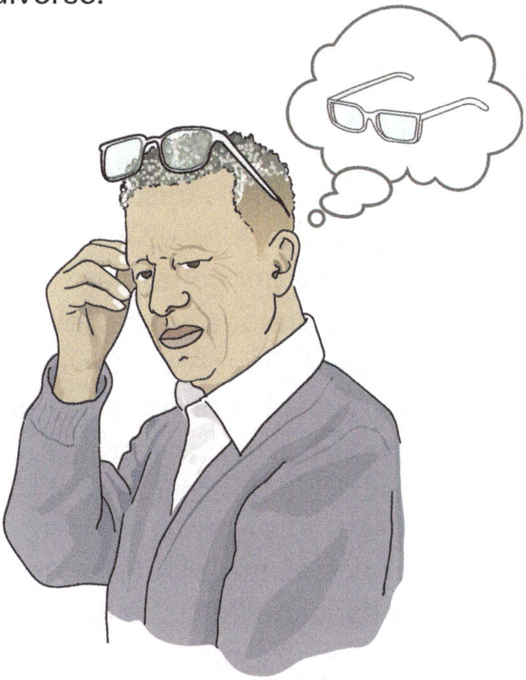

Il disturbo cognitivo lieve non amnesico si manifesta quando le capacità di apprendimento, organizzazione, ragionamento o giudizio sono in qualche modo limitate.

Ad esempio, potresti:

- Dimenticare il filo del discorso in una conversazione: *"Che stavo dicendo?"*
- Non riuscire a trovare la parola giusta per esprimerti come vorresti: *"Quello che voglio dire è..."*
- Distrarti facilmente: *"Scusa, stavi dicendo?"*
- Impiegare più tempo a svolgere attività quotidiane: *"Bene, dov'ero rimasto?"*
- Avere scarsa capacità di giudizio al lavoro o in situazioni di socialità: "*So che è una riunione, ma non possiamo prima abbracciarci?"*

Potresti essere interessato da una o dall'altra di queste forme, oppure da entrambe in gradi diversi.

Se ti stai chiedendo quali siano le differenze tra SCI e MCI, sappi che l'MCI può essere diagnosticato dal tuo medico con una serie di test clinici e cognitivi. Uno solo non può rilevare l'MCI. Questi includono:

- Test cognitivi per valutare capacità di ragionamento, pianificazione e risoluzione dei problemi
- Test clinici come misurazione della pressione ed esami del sangue per controllare funzione tiroidea, valori del colesterolo, diabete e carenze o sovraccarichi di vitamine, ed escludere al contempo altre possibilità come le infezioni.

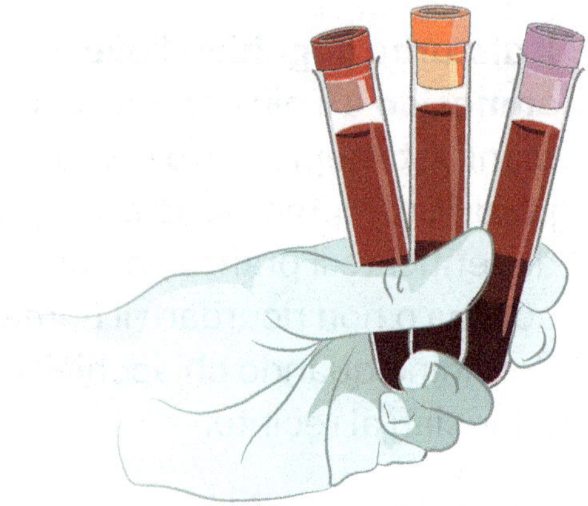

Oltre a questi esami, dialogo e osservazione sono indicatori efficaci per diagnosticare l'MCI. Se hai lo stesso medico di famiglia da molti anni, questi potrà notare eventuali cambiamenti comportamentali recenti. In ogni caso, che si tratti di un rapporto consolidato o della tua prima visita, il medico si baserà sulla tua cartella clinica e ti chiederà di fornire esempi concreti dei cambiamenti che stai notando. Se sei andato all'appuntamento accompagnato da un'altra persona, potrà chiedere anche a quest'ultima quali cambiamenti ha riscontrato. Il colloquio potrà vertere su argomenti quali:

- Problemi di salute pregressi e loro attuale impatto
- Tutti i medicinali assunti (farmaci su prescrizione, da banco e integratori)
- Eventuale uso di sostanze (alcol, cannabis, sonniferi, antidolorifici)
- Capacità di gestire le attività quotidiane
- Sbalzi d'umore atipici
- Perdite di memoria, di linguaggio e della capacità di riconoscimento

Nel complesso, il medico determinerà se il problema è effettivamente MCI e se una causa sottostante lo rende trattabile.

Ci sono alcuni fattori di rischio legati all'MCI:

- Pressione alta
- Inattività fisica
- Depressione
- Carenza di contatti sociali

Cosa puoi fare per trattare l'MCI in modo olistico:

- Adotta uno stile di vita più sano che includa sonno ristoratore, esercizio fisico e una dieta ricca di frutta, verdura e proteine magre.
- Partecipa ad attività o hobby che coinvolgono altre persone.
- Impegnati in attività mentalmente stimolanti: lettura, puzzle, ecc.
- Osserva i tuoi spazi e apporta i cambiamenti necessari per renderti la vita più facile, gestibile e meno stressante.

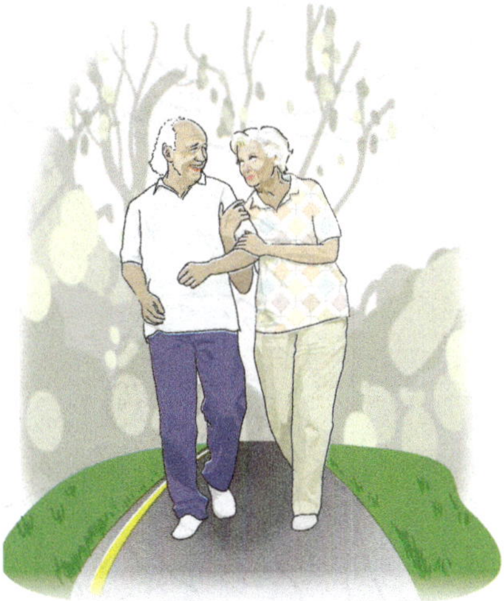

L'MCI potrebbe cambiare nel tempo

Non conosciamo le cause esatte del disturbo cognitivo lieve, ma molti ricercatori ritengono che sia legato agli stessi cambiamenti del cervello che causano la malattia di Alzheimer e altri tipi di demenza.

Tuttavia, l'MCI non conduce sempre alla demenza. Puòrimanere statico o anche migliorare col tempo. È essenziale fare un controllo annuale per monitorare i cambiamenti. È importante sottolineare che solo una piccola percentuale di chi è affetto da MCI, circa il 10-15% circa, sviluppa qualche forma di demenza.

Depressione

Al giorno d'oggi il trattamento di problematiche molto attuali che riguardano la salute mentale ha compiuto grandi passi avanti. Lo sforzo congiunto di associazioni, operatori sanitari e mezzi di informazione ha portato alla volontà di essere più aperti e disponibili su questo argomento. Tutti possono beneficiare da questa rinnovata trasparenza.

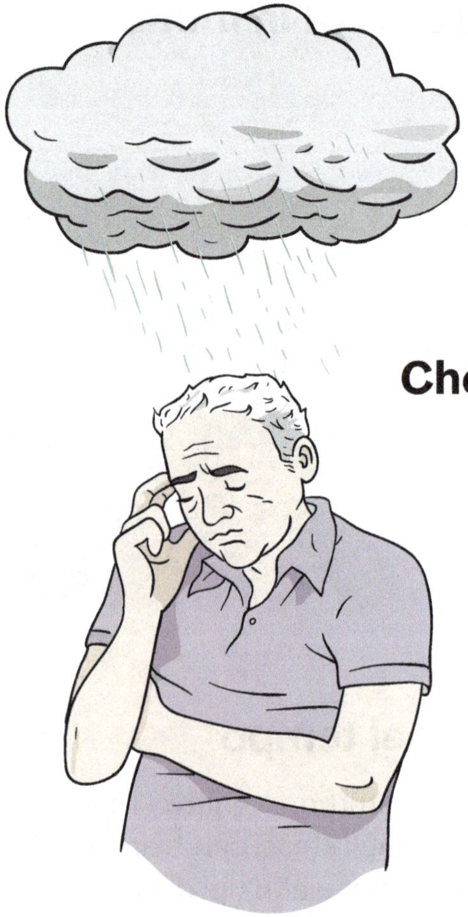

È essenziale distinguere i normali alti e bassi emotivi che tutti provano da uno stato più frequente di apatia e svogliatezza che non accenna a passare.

Che si tratti di depressione?

Le persone depresse potrebbero avere sintomi simili a quelli della demenza, mentre chi soffre di demenza potrebbe sembrare depresso.

Il primo passo è andare dal medico per farsi visitare ed escludere altre possibili cause dei sintomi, come un problema alla tiroide.

La depressione è classificata come un disturbo dell'umore ed è solitamente caratterizzata da questi sintomi cronici:

- Periodi prolungati di tristezza nel corso della giornata
- Indifferenza verso attività ritenute in precedenza piacevoli
- Variazioni dell'appetito con aumento o perdita di peso
- Disturbi del sonno
- Irrequietezza o irritabilità
- Sensazione d'ansia
- Senso di inutilità
- Difficoltà a concentrarsi o a prendere decisioni

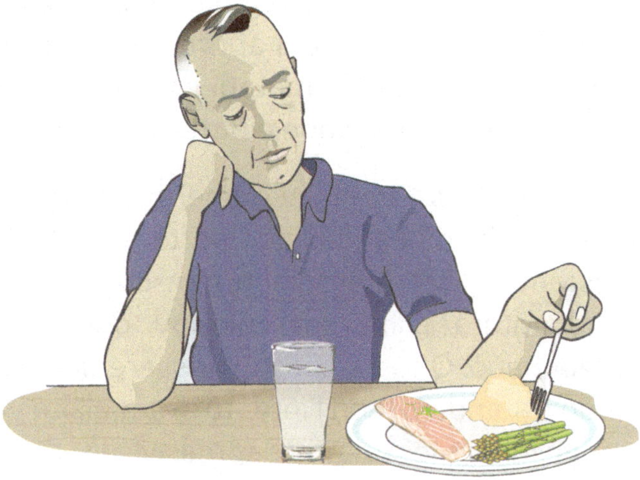

A livello fisico, potresti accusare:

- Mal di testa
- Stanchezza
- Dolori
- Problemi di digestione o variazioni dell'appetito
- Insonnia o disturbi del sonno

Questa combinazione di sintomi della mente e del corpo è considerata depressione nelle persone con demenza. È grave quando inizia a interferire con le attività e le responsabilità quotidiane e con le relazioni.

Trattamento

Per chi soffre di demenza, il trattamento della depressione può includere l'uso di antidepressivi. Il tuo medico ti prescriverà farmaci compatibili con gli altri medicinali che forse già assumi.

Anche la psicoterapia potrebbe rivelarsi utile come canale per esprimere tutti questi sentimenti. La riservatezza medico-paziente ti offre uno spazio in cui aprirti ed essere completamente sincero. Il ricorso a entrambi i metodi potrebbe avere l'effetto desiderato di diminuire la depressione e farti stare meglio.

Il mondo della terapia si è aperto a una varietà di approcci, tra cui quello psicodinamico, comportamentale, cognitivo e umanistico. Esistono inoltre metodiche non convenzionali come il massaggio, l'agopuntura e la pet therapy che possono fornire supporto terapeutico. Queste possono essere utilizzate da sole o insieme alla terapia standard, con l'intento di acquisire gli strumenti e le strategie per gestire i tuoi sintomi depressivi.

Nessuno sceglie di essere depresso. È una condizione medica. Quando raggiungi le ultime fasi della demenza, rimanere motivato potrebbe risultare più difficile, anche con il caloroso incoraggiamento di amici e parenti.

Tuttavia, ci sono sempre molte cose piacevoli da fare per ravvivare la giornata, come ascoltare musica o un audiolibro, stare con le persone care, immergere i piedi nell'acqua fresca o condividere un buon pasto. **Quando una porta si chiude, be', tu riaprila**.

Delirio

Esistono due modi convenzionali di guardare e interpretare uno stato di delirio. Uno è lo stato che molte persone associano a questa parola, ad esempio il "delirio d'amore". Indica un senso di eccitazione accentuato che devia dal contegno quotidiano, e che può arrivare a impedire di parlare o pensare chiaramente. L'altro è un elevato senso di confusione causato da una malattia, sempre inficiando la capacità di parlare o pensare in modo coerente. Detto questo, quando questi estremi amplificati si verificano in circostanze difficili o impegnative, devi chiederti se la seconda definizione non sia quella che ti riguarda.

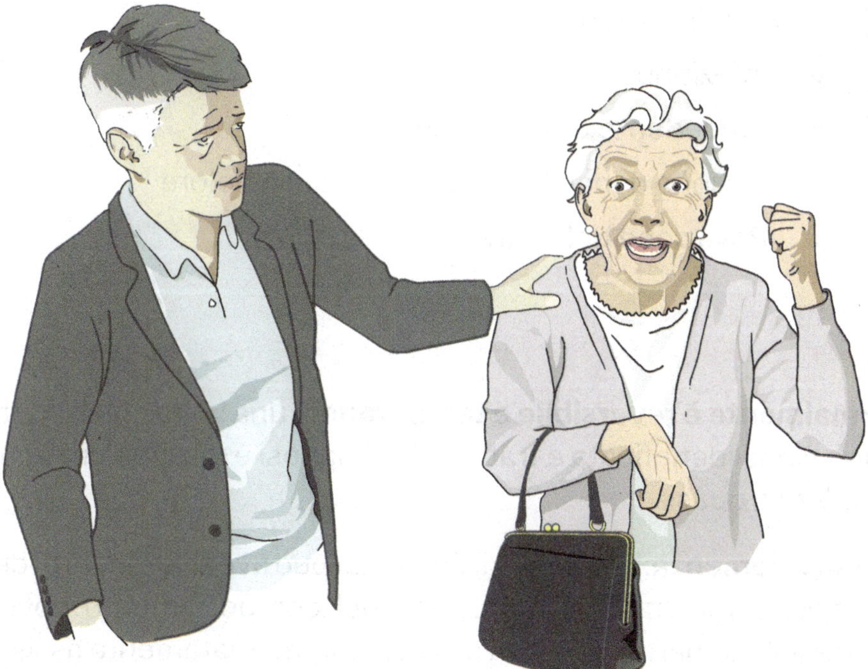

Che si tratti di delirio?

Il delirio è caratterizzato da pensieri confusi, ridotta consapevolezza dell'ambiente circostante, memoria o giudizio alterati, linguaggio confuso e comportamento ritirato o antagonista. Senza dubbio questi sintomi ti suonano familiari ormai. Come puoi immaginare, il delirio può essere spesso scambiato per demenza.

Il delirio si contraddistingue però per alcune caratteristiche peculiari:

Può essere improvviso: l'inizio del delirio può avvenire nel lasso di ore o giorni. Cambiamenti radicali dell'umore o irrequietezza sono spesso i primi indicatori.

Durata: di solito dura giorni o settimane e i sintomi possono ampiamente variare per intensità tra il giorno e la notte.

Cause: il delirio si verifica spesso in persone che soffrono di:

- Precedente diagnosi di demenza
- Astinenza da farmaci, alcol o droghe
- Disidratazione
- Infezione
- Precedente trauma cranico
- Lesione o malattia acuta che causa dolore
- Privazione del sonno

Normalmente è reversibile e temporaneo: una volta che la fonte del delirio viene identificata e trattata, la prognosi è di solito un recupero completo o quasi.

Delirio e demenza: chi soffre di demenza può avere attacchi di delirio. Qualsiasi cambiamento improvviso nel comportamento dovrebbe spingere il tuo partner di cura a cercare immediatamente assistenza medica. Prima viene curato, prima il delirio si placherà.

A volte la risposta è semplice. Non avere accesso ad apparecchi acustici o occhiali può portarti a sentirti disorientato, arrabbiato o escluso. L'incapacità di vedere o di sentire bene darebbe fastidio a tutti. Se non puoi farlo da solo, chiedi al tuo partner di cura di controllare periodicamente le batterie del tuo apparecchio acustico e di portarti dall'oculista.

In che modo il tuo partner di cura può aiutarti a gestire il delirio in modo olistico una volta determinata la causa primaria:

- Chiedendoti spesso in maniera gentile dove ti trovi e cosa sta succedendo.
- Parlando con calma e con un tono rilassante.
- Mantenendoti adeguatamente nutrito e idratato. Questo contribuirà al tuo recupero.
- Accompagnandoti in qualche forma di attività fisica. Anche questo ti aiuterà a sentirti meglio più velocemente.
- Rendendo il tuo ambiente il più confortevole e familiare possibile se sei temporaneamente lontano da casa. Le foto di famiglia, le piante o la tua accogliente coperta potrebbero aiutarti a rendere il luogo meno intimidente.

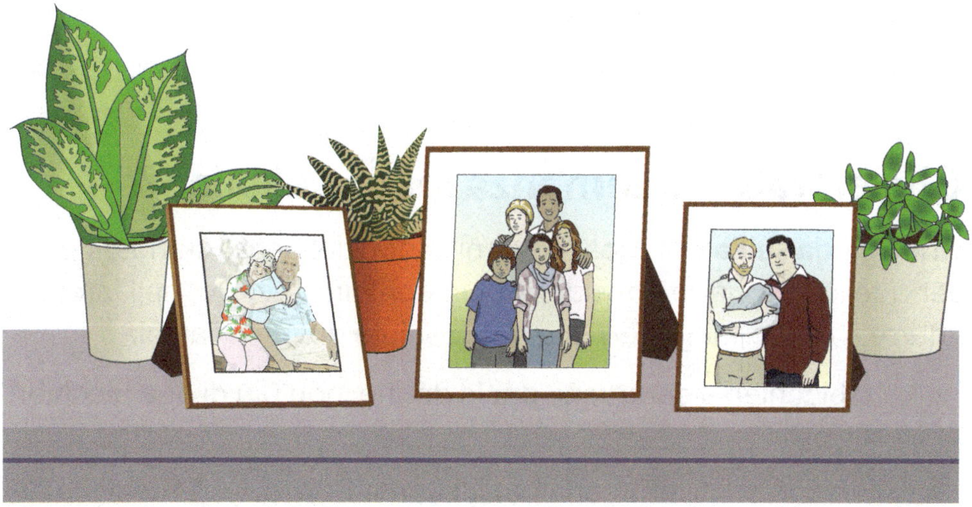

Anche se spesso cerchiamo la continuità nella nostra vita per darci un senso di stabilità, possiamo ugualmente prendere atto che alcune cose possono andare e venire. Con una corretta gestione, la maggior parte dei casi di delirio può avere breve durata.

Demenza legata all'alcol

Godersi un drink è qualcosa a cui parecchi adulti non danno molto peso. Che si tratti di un bicchiere (o due) di vino a cena, di una birra (o due) mentre si guarda la partita o di un colorato cocktail (o due) in un'occasione speciale, entrare nello "spirito" del momento fa rima con il proprio drink preferito. Tuttavia, quando non riesci più a goderti questi momenti senza un drink in mano, senza ricorrere continuamente alla bottiglia, è il momento di fare un bilancio. E se la confusione, i vuoti di memoria e le allucinazioni sono diventati una normale conseguenza quando bevi, allora dovresti chiederti se si tratta di qualcosa in più di dei semplici postumi dell'eccessivo consumo di alcol.

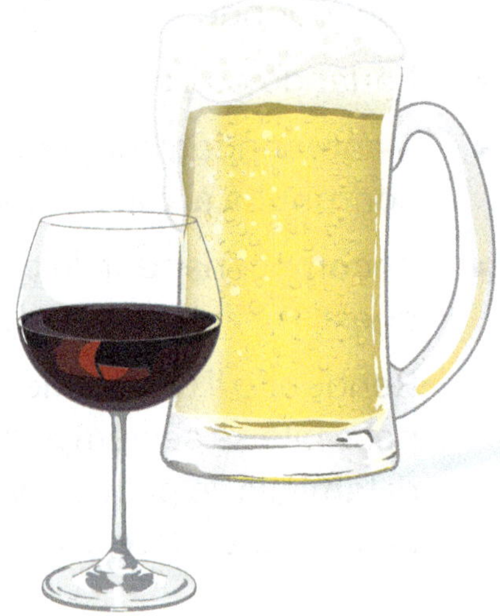

Che si tratti di demenza legata all'alcol?

Linee guida sull'alcol. Molti governi hanno delineato standard e limiti per quello che viene considerato un consumo sicuro, nell'intento di ridurre i rischi a lungo termine per la salute dovuti all'alcol.

- 10 bicchieri a settimana per le donne, non più di due bicchieri al giorno.
- 15 bicchieri a settimana per gli uomini, non più di tre bicchieri al giorno.
- Occorre prevedere dei giorni di astensione dal consumo di alcol durante la settimana per evitare che si crei un'abitudine.

Il consumo di alcol estremo o a fini ricreativi per lunghi periodi può portare a demenza legata all'alcol. Questa è considerata una forma di demenza rara.

Chiamata anche sindrome di Wernicke-Korsakoff

Due sindromi si uniscono e colpiscono il cervello e il corpo in modi diversi.

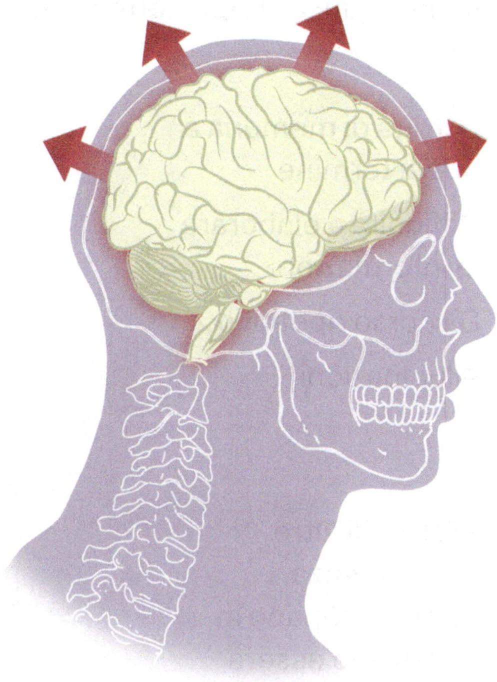

L'encefalopatia di Wernicke di solito precede la sindrome di Korsakoff. L'abbondanza di alcol nell'organismo impedisce di conservare correttamente la tiamina (vitamina B1) e di fornire questo prezioso nutriente al cervello, causando gonfiore e danni a tale organo. Invece di trattenere ciò di cui il tuo corpo ha bisogno, una quantità eccessiva di B1 viene espulsa attraverso le urine, lasciandoti impoverito di questa vitamina necessaria. I sintomi includono:

- Confusione, disorientamento e perdita di memoria
- Movimenti incontrollati degli occhi e problemi alla vista
- Scarso equilibrio con conseguente andatura instabile, difficoltà a camminare ed eventualmente tremori
- Mancanza di energia

La sindrome di Korsakoff è la fase successiva all'encefalopatia di Wernicke, se non si interviene con il trattamento. Questo porta a patologie più a lungo termine e comprende sintomi noti della demenza:

- Perdita di memoria a breve termine
- Difficoltà a elaborare le informazioni
- Discorso ripetitivo
- Allucinazioni

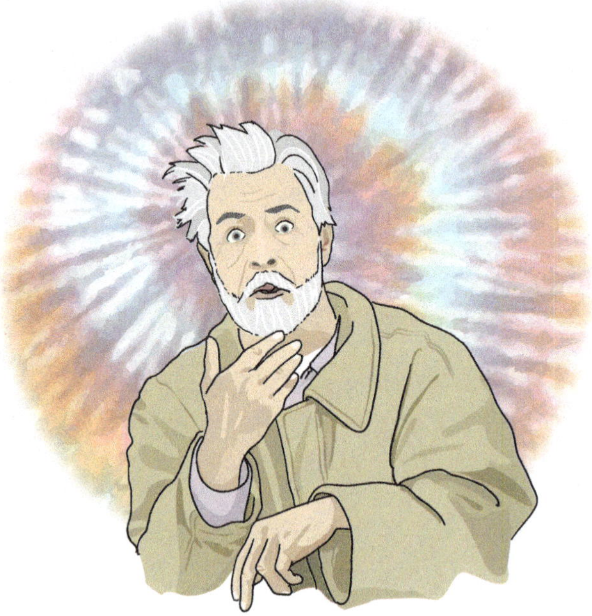

A differenza di altre forme di demenza, i sintomi si sviluppano in fretta e devono essere trattati immediatamente. Per avere una **diagnosi precisa diencefalopatia di Wernicke**, i test devono includere:

- Anamnesi completa
- Esame fisico accurato
- Esame oculistico
- Valutazione dell'andatura
- Esami del sangue per valutare la funzione epatica e renale

Per ottenere una **diagnosi accurata della sindrome di Korsakoff**, alcuni degli stessi test saranno condotti una volta che smetti di bere per circa due settimane, per stabilire i valori basali della tua condizione fisica senza il consumo di alcol.

Prima ti sottoponi al trattamento di un medico, maggiori sono le possibilità di evitare di giungere allo stadio della sindrome di Korsakoff. In molti casi, questa situazione ti porterà al pronto soccorso dell'ospedale.

Il trattamento include:

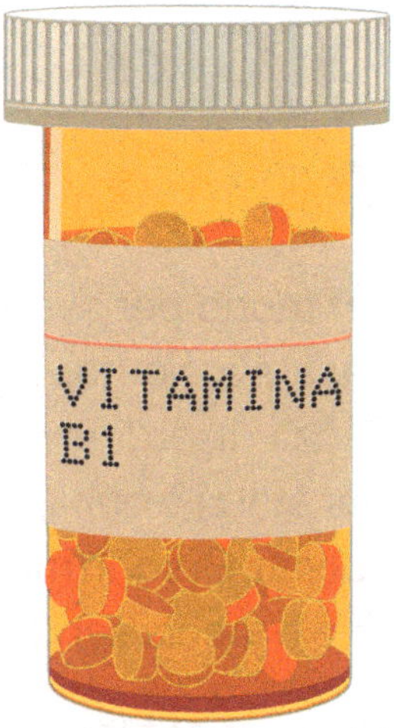

- Dosi elevate di vitamina B1, all'inizio anche per via endovenosa
- Dieta bilanciata ricca di minerali e vitamine
- Idratazione adeguata
- Eliminazione dell'alcol. Questo è l'aspetto più importante.

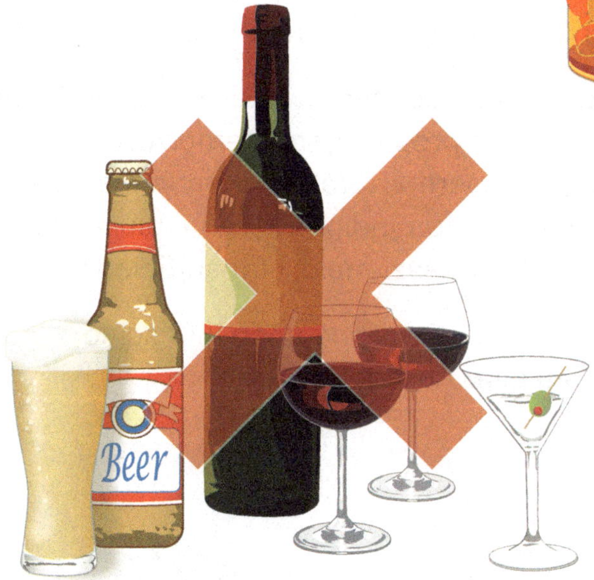

Aiuto professionale: una condizione indispensabile per uscire da questa patologia è smettere di bere. Ti servirà aiuto per farlo. Valuta le opzioni disponibili con un operatore sanitario, uno specialista in dipendenze, un gruppo di supporto o tutti e tre. Potrebbe essere necessario fino a un anno per un recupero completo. Loro saranno lì per sostenere la tua forza di volontà e il tuo impegno a portare questo grande cambiamento nella tua vita.

Le buone notizie

Un trattamento precoce può far regredire alcuni o la maggior parte dei sintomi. Inoltre, molto probabilmente vedrai un miglioramento in altri aspetti della tua vita, comprese le relazioni, le prestazioni lavorative e le attività quotidiane.

Sicurezza dentro e fuori casa

Un modo per avere il controllo sulla tua diagnosi è assicurarti che la tua casa sia sicura, sia dentro che fuori. Creare un ambiente organizzato, senza disordine e rilassato tutto per te è importante. Puoi decidere che per starci è obbligatoria la tuta, preferibilmente accompagnata da calzini spaiati. Ci sono molte cose che puoi fare per allestire il tuo spazio in modo che ti faccia sentire a tuo agio... e confortato.

Dai un'occhiata in giro e considera cosa vorresti mantenere uguale e cosa modificare. Fai un progetto, sarà tempo di qualità da condividere con la tua famiglia. Ti permetterà di continuare a fare quello che vuoi fare e di mantenere la tua indipendenza il più a lungo possibile. Fa bene al morale e alla sensazione di autosufficienza.

Questi consigli pratici ridurranno anche il rischio di cadute e lesioni per te e la tua famiglia.

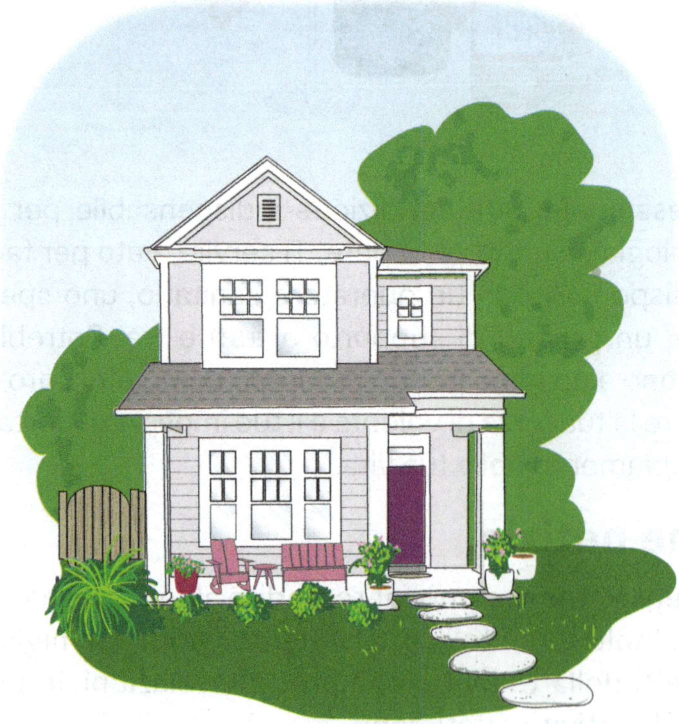

La sicurezza fuori casa

Goditi ancora di più le pigre giornate estive garantendo la sicurezza per tutti, soprattutto se la tua vacanza è dentro e intorno casa tua. Potresti:

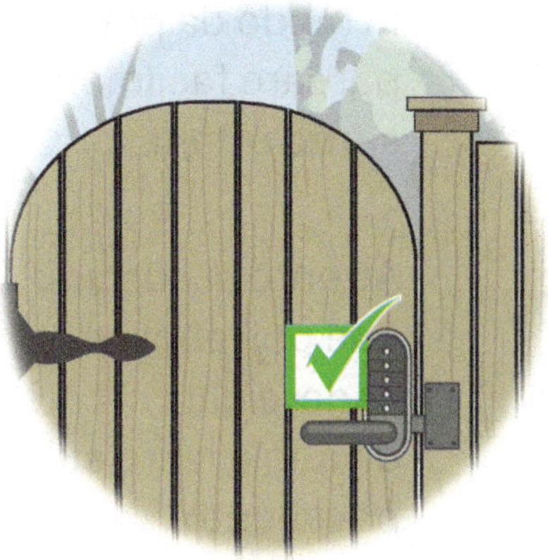

- Mettere un cancello di sicurezza per l'accesso al cortile e alla piscina.
- Installare una serratura sulla porta o sul cancello del cortile.
- Mantenere l'erba ben rasata.
- Tagliare i rami più bassi.
- Mettere un sensore di movimento sulla veranda o sul portico.
- Mettere un corrimano lungo tutte le scale della veranda.
- Tenere fuori portata attrezzi da giardino e oggetti appuntiti.
- Controllare che non ci siano piastrelle o rocce sporgenti, radici esposte o buche che potrebbero costituire un pericolo di inciampo.
- Non lasciare incustoditi oggetti come candele alla citronella, lanterne, bracieri o barbecue.

Tieni in ordine in inverno togliendo la neve in tutte le aree intorno alla tua casa, compreso il vialetto, le scale e le passerelle. Dovresti anche:

- Rimuovere il ghiaccio e spargere sale o sabbia sulle zone scivolose.
- Assicurarti che i corrimano siano ben saldi.

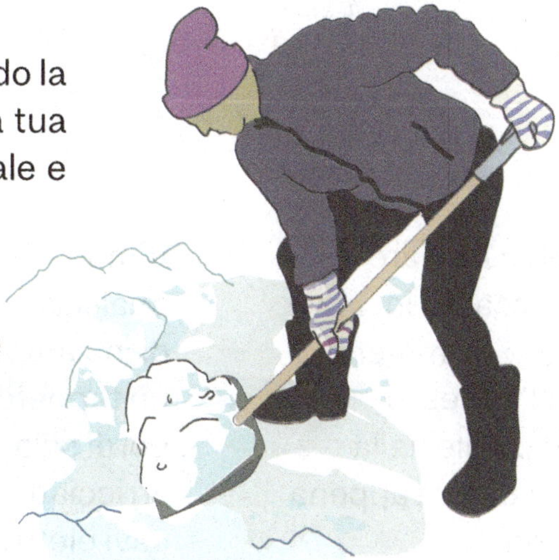

Dentro casa

Salotto

Aggiungi dei cuscini alla tua sedia se è troppo bassa; renderà più facile sederti e alzarti.

Accorcia le tende che toccano il pavimento.

Disponi i mobili in modo da poter passare facilmente senza urtarli.

Attento ai cuscini che potrebbero cadere dal divano e finire sul pavimento.

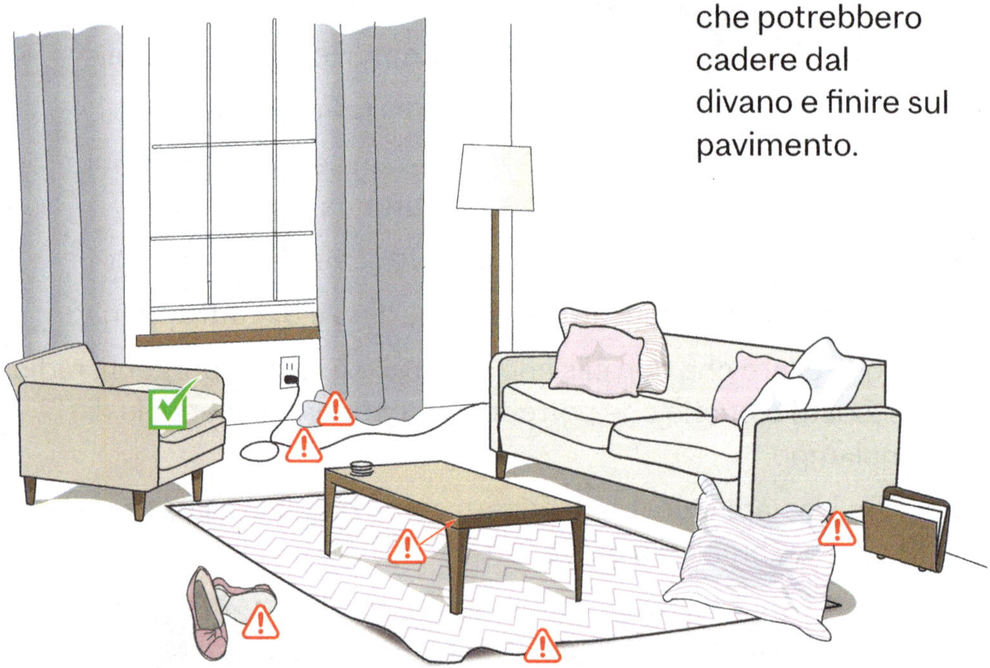

Non lasciare le scarpe in giro, nemmeno all'ingresso. Riponile nella scarpiera appena entri.

Rimuovi o ripara qualsiasi pericolo di inciampo, come un tappeto con bordi sfilacciati o arricciati, e fissa i cavi elettrici.

Attento agli spigoli vivi dei mobili.

Cucina

Controlla le date di scadenza degli alimenti in frigorifero, freezer e dispensa. Getta tutti i cibi scaduti.

Alcuni piccoli e grandi elettrodomestici (microonde, tostapane, forno, piano cottura, caffettiera ecc.) possono provocare incendi o lesioni. Assicurati di usare apparecchi con funzione di auto spegnimento.

Conserva al sicuro i detergenti per la casa e i farmaci per evitarne l'uso o l'ingestione accidentale.

Metti al sicuro coltelli, forbici e altri utensili affilati.

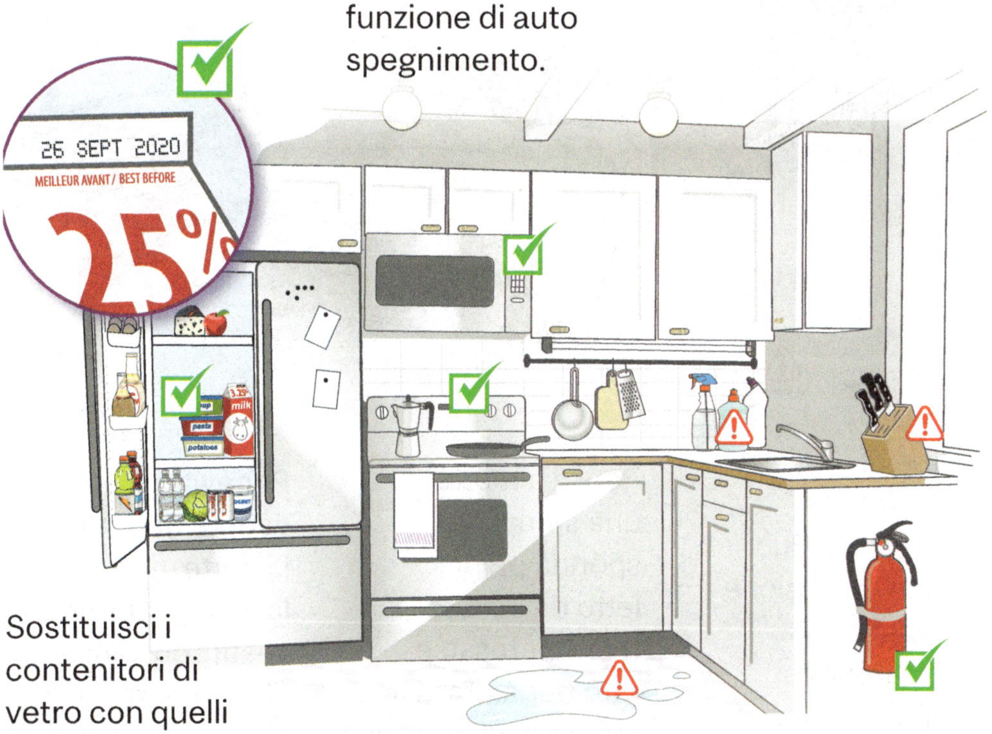

Sostituisci i contenitori di vetro con quelli di plastica ed etichetta ognuno di essi. Sono più leggeri e infrangibili.

Non indossare maniche lunghe o larghe quando sei ai fornelli.

Asciuga subito l'acqua che eventualmente si è rovesciata sul pavimento.

Tieni un estintore accessibile in un armadietto in basso.

Se ce l'hai, usa un apribarattoli per evitare possibili rotture dei vasetti.

Camera da letto

Usa calzini o pantofole antiscivolo.

Metti sul comodino tutto ciò che potrebbe servirti durante la notte: acqua, fazzoletti, pastiglie per la gola, carta e penna o il telefono (e il caricabatterie) per evitare di doverti alzare di notte.

Assicurati che ci sia un percorso senza ostacoli tra il letto, l'armadio e il comò.

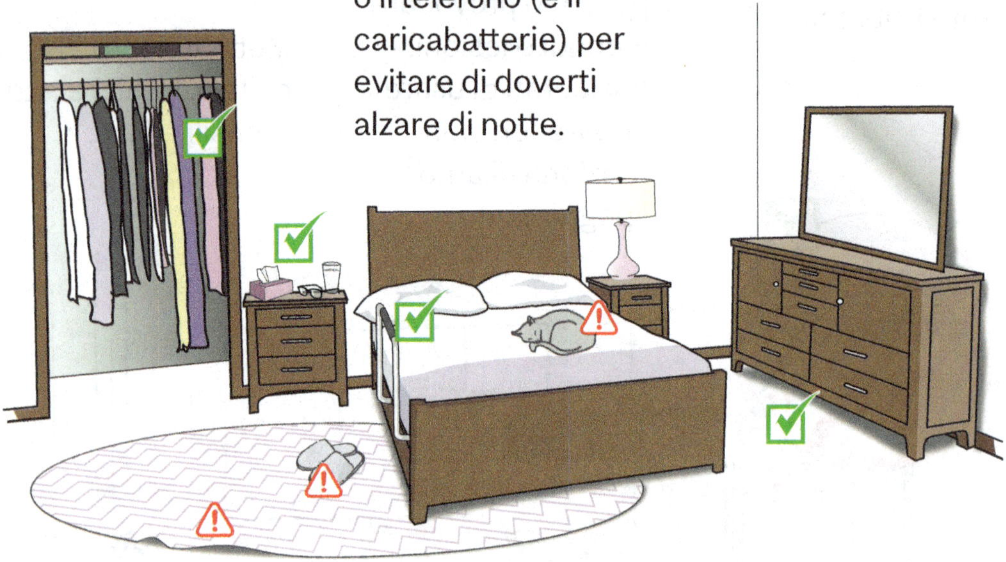

Pulizie di primavera... tutto l'anno. Può essere l'occasione per vagliare il guardaroba e decidere di donare, conservare o sbarazzarti degli abiti che non indossi più. Così sarà più facile trovare quello che ti serve e scegliere il vestito per ogni giorno.

Pensa a mettere una semplice sponda per il letto da infilare tra materasso e rete per aiutarti a stare seduto senza assistenza.

Per evitare cadute durante la notte, non lasciare pantofole, vestiti, cuscini o altri oggetti sul pavimento vicino al letto. Evita di tenere tappeti e animali domestici nella stanza.

Bagno

Installa maniglioni a muro nella vasca da bagno e vicino al water.

Utilizza spugne a manico lungo o spazzole di luffa per raggiungere i punti più difficili.

Monta un soffione a mano. Rende più facile il controllo e riduce i movimenti inutili nella vasca. Ti permette anche di scegliere se stare seduto o in piedi quando fai il bagno.

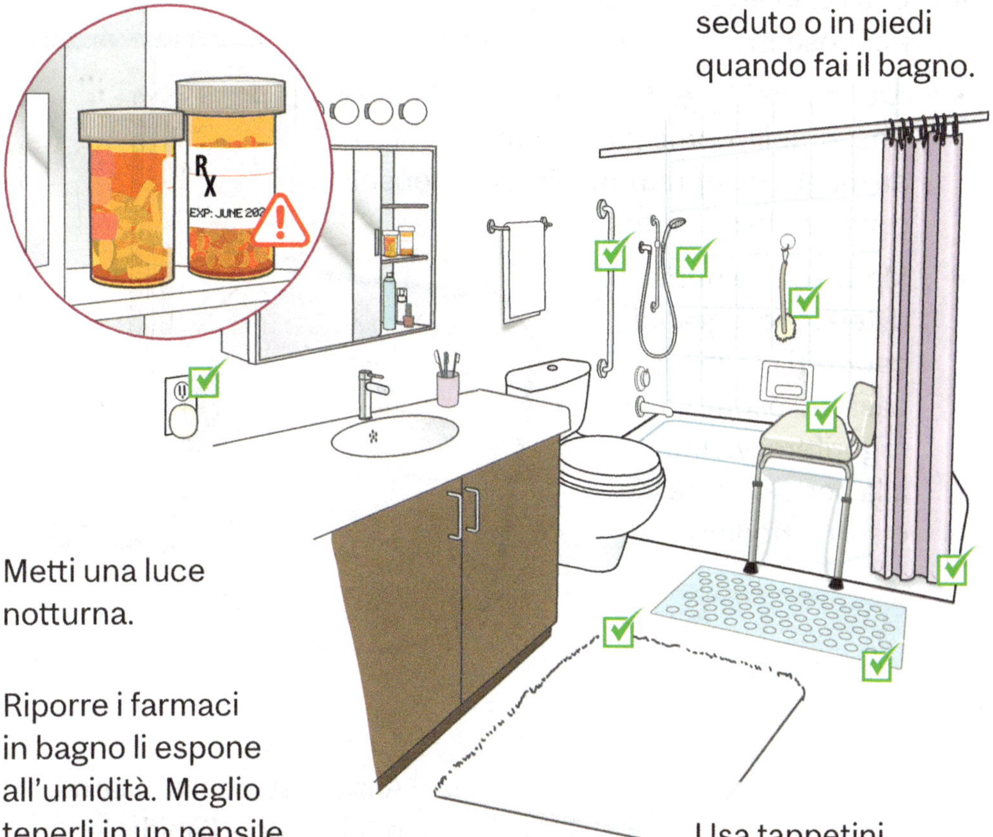

Metti una luce notturna.

Riporre i farmaci in bagno li espone all'umidità. Meglio tenerli in un pensile della cucina o sul comodino.

Assicurati che la tenda della doccia abbia l'orlo pesante per evitare che l'acqua bagni il pavimento.

Usa uno sgabello in modo da poterti sedere comodo quando ti lavi.

Compra decorazioni o strisce antiscivolo da applicare sul fondo della vasca o nella doccia.

Usa tappetini antiscivolo per non cadere quando esci dalla vasca o sei in piedi davanti al lavabo.

In generale

- Definisci le aree in cui riporre cesti della biancheria, buste della spesa o pacchi per non ingombrare le stanze e i corridoi.
- Imposta tutti gli orologi della casa esattamente sulla stessa ora per evitare confusione.
- Usa recipienti trasparenti per riconoscerne subito il contenuto.
- Attento agli oggetti appuntiti facilmente trascurabili, come ganci di metallo, ferri da maglia o soprammobili sulle mensole o sul tavolo da caffè.
- Metti nomi e numeri di telefono a grandi caratteri in tutta la casa, ad esempio sul frigorifero, vicino alla porta d'ingresso o sul comodino.

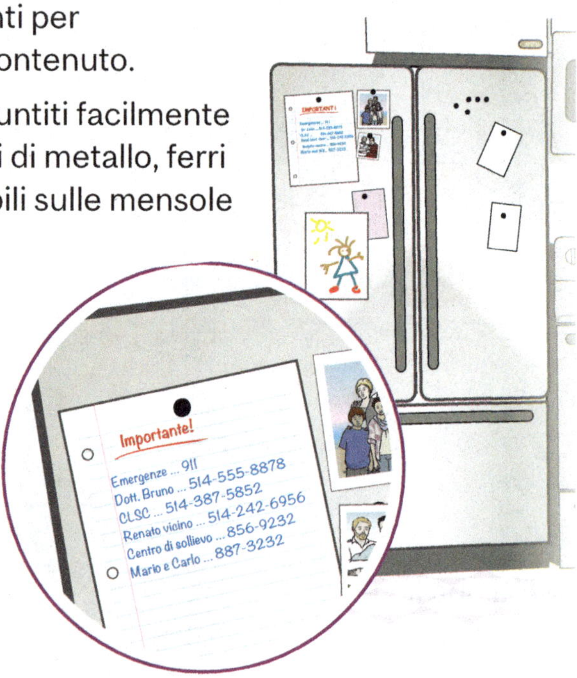

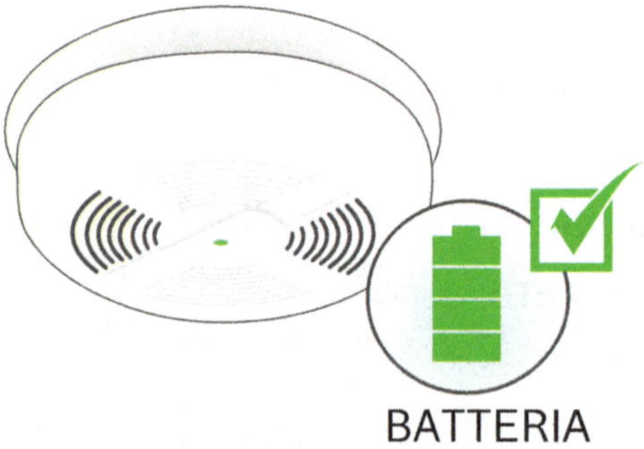

- Assicurati che gli allarmi per il fumo e l'anidride carbonica (CO_2) siano funzionanti e controlla spesso le batterie.
- Tieni a portata di mano un kit di pronto soccorso, magari in più stanze.
- Metti delle luci notturne nei corridoi.
- Passa dai detersivi liquidi o in polvere alle capsule monouso. Sono facili da usare, leggere e non sporcano in giro.

Chiedi agli altri di:

- Assicurarsi che la loro casa sia sicura per te quando vai a trovarli.
- Rimettere le cose esattamente al loro posto dopo che le hanno usate a casa tua (telecomando, chiavi, tazze, piatti, ecc.).

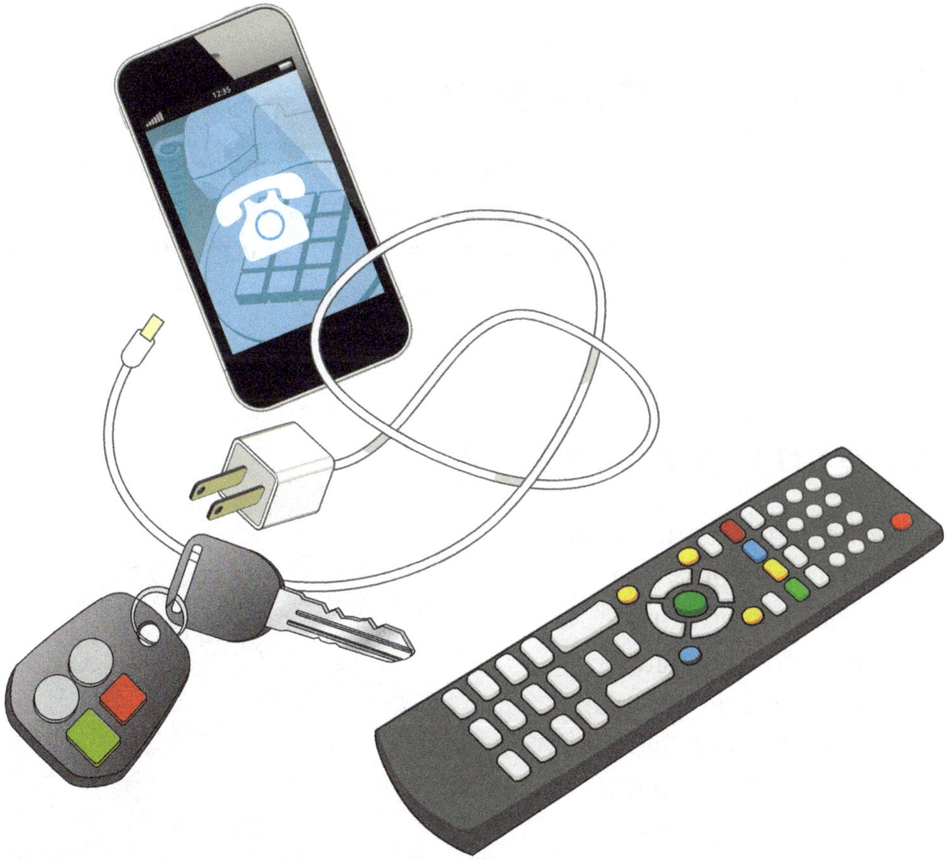

All'inizio di questa Guida, abbiamo detto di volerci prendere cura di te. Invitarti a prenderti cura di te stesso fa parte di questo progetto. Conosci il detto "Non gira tutto intorno a te"? Noi invece crediamo proprio di sì.

"Ho un parente che presumo abbia l'Alzheimer. Questo [seminario] mi ha aperto gli occhi. Mi rendo conto che ho ancora molto da imparare."

– Partecipante al seminario del Programma di educazione sulla demenza della McGill University

Guida di un veicolo

Niente dà un senso di libertà come guidare. Un'indipendenza che comincia quando ti consegnano quella tessera in plastica 5 x 7 cm. E una volta che si inizia a guidare, non ci si vuole fermare. È un impegno per tutta la vita. Questo finché qualcuno non ti dice che devi smettere... e ti toglie le chiavi.

Porre un freno alla guida

Leggere i segnali, anticipare i semafori, mantenere un piede sull'acceleratore o sul freno, tenersi alla debita distanza dalle altre auto, i pedoni e i ciclisti: tutti i dettagli della guida richiedono la massima attenzione e buoni riflessi. La demenza colpisce queste abilità, così come la memoria; la velocità di risposta psicologica e fisica può risultarne alterata o ridotta.

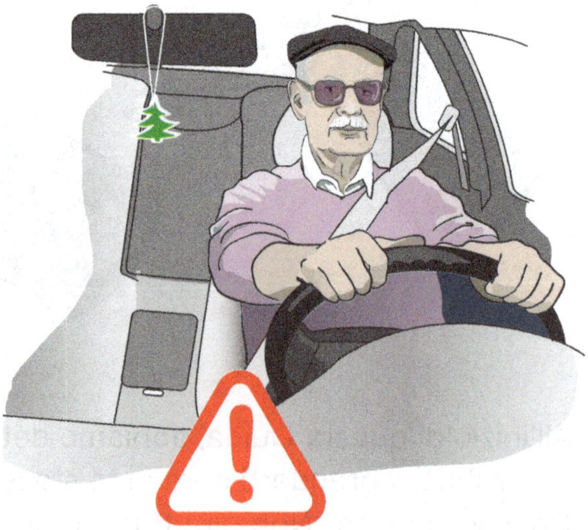

Segnali che le tue capacità di guida possono essere compromesse:

- Ignori i segnali stradali o guidi a una velocità troppo alta o troppo bassa;
- Non usi le frecce o non controlli gli angoli ciechi;
- Non sai come arrivare in luoghi che conosci bene;
- Ti senti insicuro e spesso hai bisogno di accostare;
- Prendi decisioni pericolose mentre guidi nel traffico o nei pressi di scuole o ospedali;
- Spesso colpisci il marciapiede o guidi vicino al ciglio della strada;
- Vieni multato per manovre irregolari o mancato rispetto dello Stop;
- Confondi i pedali dell'acceleratore e del freno;
- Ti lamenti che gli altri autisti ti suonano spesso;
- Eviti di guidare di notte o col maltempo.

Se tu o un tuo partner di cura riconoscete uno dei problemi di cui sopra, è vostra responsabilità condivisa prendere le misure necessarie per farti smettere di guidare.

Decidere di rinunciare alla patente

Parlane con amici e parenti. Partecipa attivamente alla decisione. Ottenere la patente è stato un momento significativo e perderla rappresenta un cambiamento importante nella tua vita.

Vicino a casa. Potresti insistere sul fatto che guiderai solo per brevi distanze, ma la maggior parte degli incidenti avviene vicino a casa.

Parla con il tuo dottore. I medici hanno l'obbligo etico di segnalare chiunque soffra di una patologia che può compromettere la sicurezza della guida. I farmaci che assumi possono anche influenzare la vigilanza e il tempo di risposta e causare sonnolenza, vertigini o visione offuscata.

Chiedi l'opinione di un professionista per condurre una valutazione oggettiva della tua guida, se disponibile.

Controlla le normative provinciali, regionali o nazionali che disciplinano la sicurezza dei conducenti e le linee guida per gli anziani così da assicurarti di soddisfarne i requisiti.Per esempio, in Quebec, la Société de l'assurance automobile du Québec esige una visita medica e un esame della vista sei mesi prima del 75 e 80 compleanno e poi ogni due anni. Questo per assicurare che una persona possa guidare in sicurezza senza mettere in pericolo sé stessa o gli altri. La tua storia medica e i farmaci su prescrizione che assumi verranno registrati con gli esiti di eventuali altri esami richiesti.

Strada facendo

Ci sono altre soluzioni per spostarsi. Lo scopo non è tenerti chiuso in casa ma tenerti lontano dai pericoli. Le alternative possono essere:

- Prendere un taxi, un mezzo in condivisione o di trasporto pubblico;
- Mantenere la tua auto e chiedere ad altri di portarti in giro;
- Fare ricorso ad autisti volontari o servizi di navetta;
- Chiedere ad amici o familiari di darti un passaggio. Alcune uscite possono essere spontanee, ma puoi creare un programma per le uscite abituali, come andare al supermercato o al centro commerciale.

Se queste alternative non sono facilmente disponibili, considera lo shopping online e i vari servizi di consegna a domicilio.

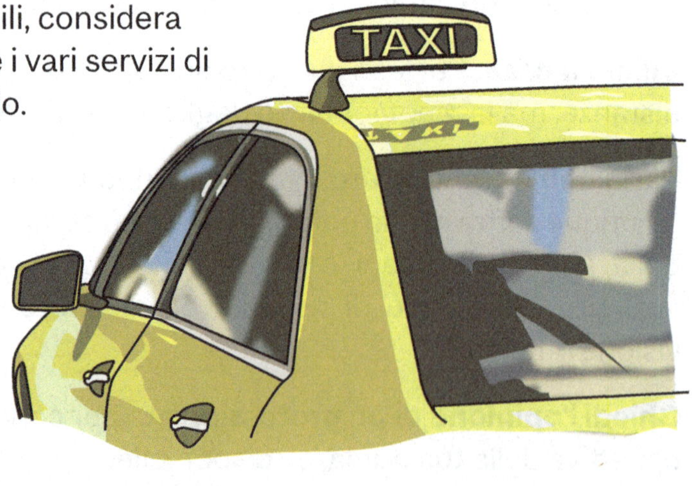

Vagare

Si può fare un giro, girovagare... ma anche perdersi. Questa è una realtà pericolosa che può influire in modo negativo su chi soffre di demenza. È frequente nelle fasi più avanzate ma può accadere in ogni momento. Indica di solito il declino della nozione del tempo e della capacità di riconoscere volti o luoghi noti

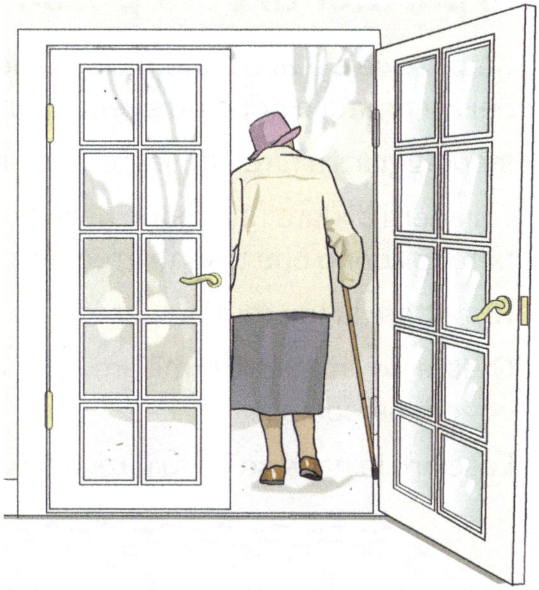

Molte cause possono spingerti a smarrirti:

- Pensare di dover andare al tuo vecchio lavoro
- Sovrastimolazione o ansia estrema
- Confusione su dove sei o dove abiti
- Voler trovare qualcosa o qualcuno di familiare
- Sensazione di noia o inquietudine
- Malessere o dolore, incluse fame o sete
- Effetti collaterali dei farmaci
- Energia accumulata stando seduti tutto il giorno
- Alleviare rigidità o dolore ad articolazioni, anca o schiena

Si può vagare **attivamente** (con un passo deciso) o passivamente (apparendo senza meta e distratti) anche dentro casa. Questo va bene. Tuttavia, il fatto che tu vada in giro può essere molto ansiogeno per i tuoi partner di cura se esci da solo senza dirlo a nessuno. Potresti perderti facilmente perché il tuo senso di orientamento è compromesso e potresti avere limitazioni fisiche o di comunicazione. La tua sicurezza e il tuo benessere diventano quindi le preoccupazioni principali.

I tuoi partner di cura possono aiutarti così

- Stabilire se c'è uno schema. Succede in un certo momento della giornata o dopo un evento particolare?
- Incoraggiarti a fare attività fisica per scaricare lo stress;
- Chiederti di dare una mano nelle faccende domestiche se percepiscono che ti senti irrequieto;
- Rispettare la tua routine per tenere a bada i nervi;
- Creare un ambiente familiare e rassicurarti usando foto e oggetti personali;
- Lasciarti in pace se il tuo girovagare in casa è innocuo;

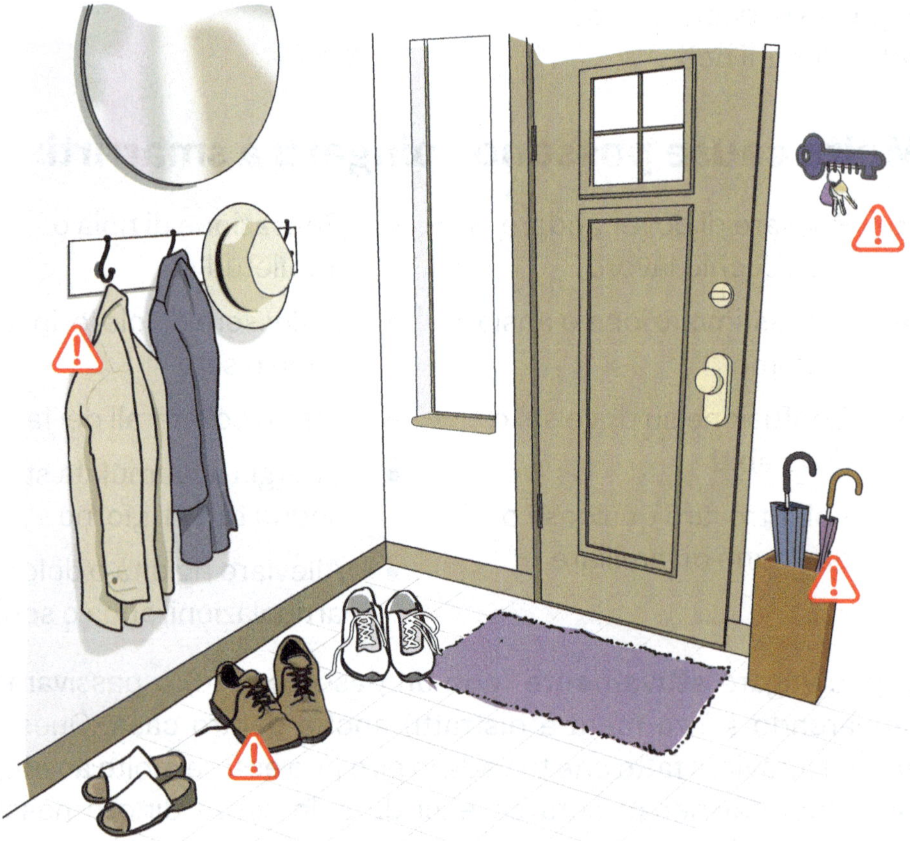

- Rimuovere dall'ingresso stimoli visivi come cappotti, ombrelli, stivali o chiavi.

Col progredire dei sintomi e del tuo desiderio di uscire, i tuoi partner di cura potrebbero dover prendere ulteriori misure di sicurezza. **Ad esempio:**

- Chiudere a chiave le porte ogni volta che si entra e si esce;
- Installare un campanello che suoni quando la porta viene aperta;
- Chiederti di indossare un dispositivo di localizzazione GPS;
- Informare i vicini della tua tendenza a vagare. Più occhi premurosi ti guardano, meglio è;
- Prevenire cercando di capire come e perché ti sei allontanato;
- Parlare con gli altri partner di cura e chiedere supporto, idee e suggerimenti;
- Tenere un registro di dove ti piace andare;
- Verificare le linee guida della tua casa di riposo in caso di vagabondaggio, se possibile;
- Avere pronta una tua foto attuale da condividere con le autorità, se necessario.

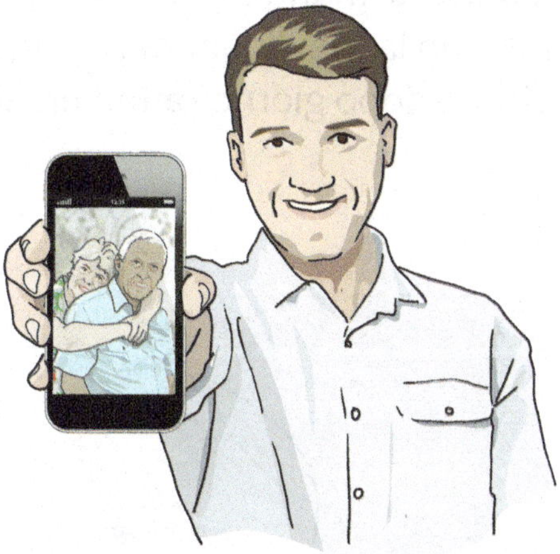

Ti raccomandiamo vivamente di registrarsi al programma MedicAlert® Safely Home® . Questa partnership tra la MedicAlert Foundation Canada e l'Alzheimer Society of Canada ha prodotto l'esclusivo braccialetto MedicAlert che riporta le tue condizioni mediche e una linea di emergenza attiva 24 ore su 24. Chiamando il numero di emergenza, i primi soccorritori o la polizia possono accedere alla tua anamnesi completa e ai tuoi contatti di emergenza.

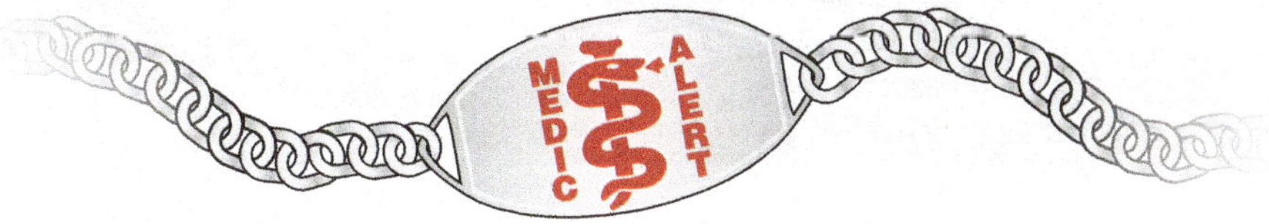

Tecnologia e altri strumenti

Il mondo sta cambiando. Ricordi quando la rete era solo quella televisiva? Ma poi Internet ha rivoluzionato TUTTO. La regina madre di tutte le reti.

Portando il mondo a casa nostra, ha dato vita a mercati e prodotti speciali che altrimenti non avremmo avuto a disposizione, con un grande impatto sul mondo della demenza. Oggi sono disponibili molti articoli che possono rendere più facile il tuo viaggio nella demenza, aiutarti a mantenere più a lungo la tua indipendenza e ridurre al minimo la tua dipendenza dagli altri. Fare alcune scelte per te stesso giorno dopo giorno rafforzerà il tuo senso di scopo e di individualità.

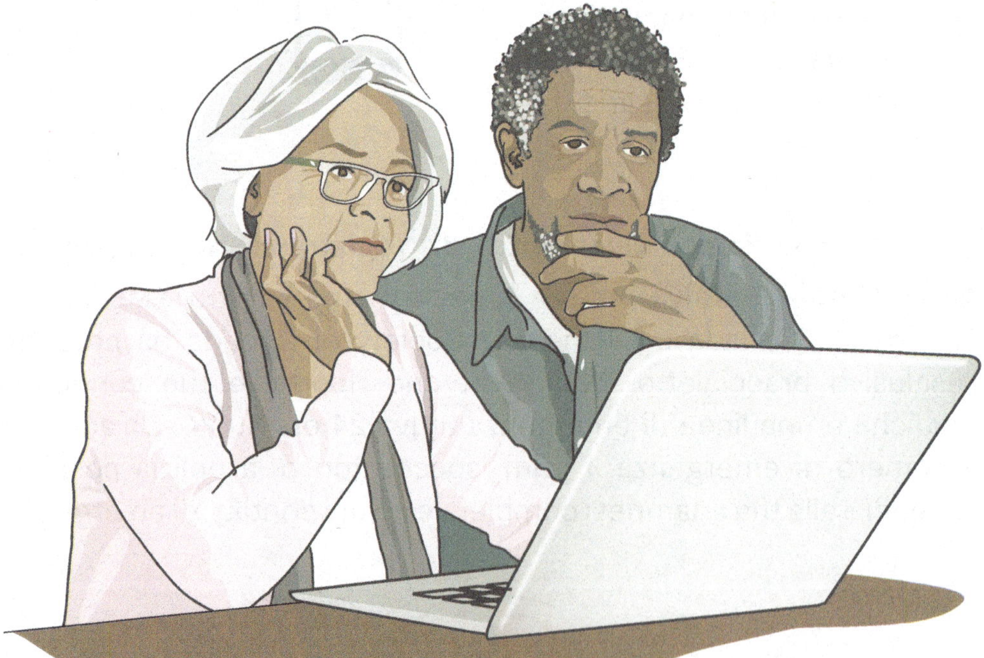

Esploriamo

Assistenti virtuali

Questi assistenti riconoscono la tua voce e usano i tuoi comandi per eseguire una grande varietà di compiti. Se sei a tuo agio con questi dispositivi, possono fare molto in casa per aiutarti a semplificare la tua vita, come:

Servizi pratici

- Aprire la porta del garage;
- Accendere e spegnere le luci;
- Chiudere a chiave e aprire le porte;
- Regolare la temperatura, sia del riscaldamento che del condizionatore;
- Fare la lista della spesa per il supermercato, la farmacia e qualsiasi altro negozio.

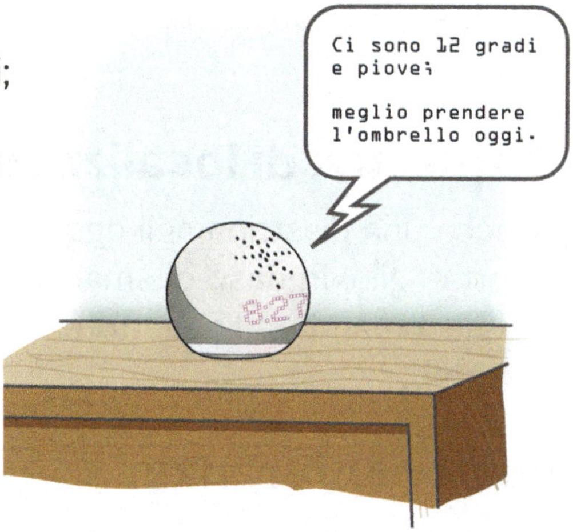

Attività e intrattenimento

- Essere disponibili giorno e notte per rispondere a qualsiasi tipo di domanda;
- Dirti l'ora e il giorno;
- Aiutarti a decidere cosa indossare dicendoti che tempo fa;
- Proporre molti giochi e raccontarti una barzelletta;
- Farti ascoltare i tuoi brani preferiti o i tuoi podcast;
- Aiutarti con i cruciverba;
- Impostare promemoria vocali per uscite, compiti, appuntamenti o orari dei farmaci;
- Chiamare per i pasti a domicilio o per l'asporto. Immagina tutte le nuove cucine che potresti assaggiare.

Localizzatori GPS

Se dovessi perderti, questi dispositivi avviseranno la tua famiglia facendole sapere dove ti trovi. Se tu e i tuoi partner di cura siete d'accordo a utilizzarli, questi localizzatori potrebbero contribuire a rafforzare la tua indipendenza e a ridurre la loro ansia quando sei fuori casa.

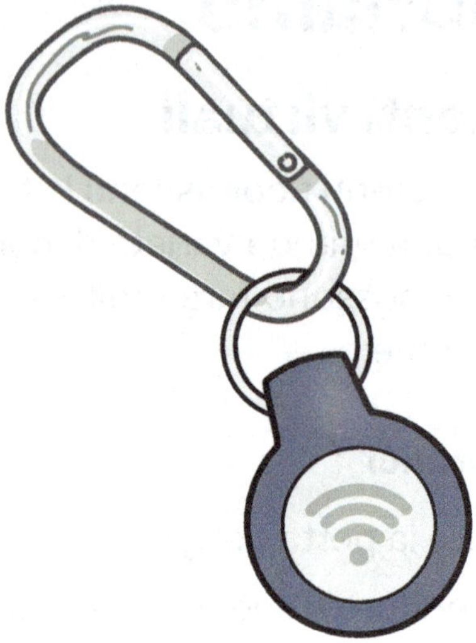

Dispositivi di localizzazione

Attacca una piastrina agli oggetti più importanti come chiavi, borsa o portafoglio. In caso di smarrimento, basta premere il pulsante su un telecomando e l'oggetto emetterà un segnale acustico per dire "Eccomi".

Videoconferenze

Con pochi rapidi clic sul tuo telefono o computer, puoi scaricare delle applicazioni, molte delle quali gratuite, per fare delle videochiamate. In questo modo puoi incontrare virtualmente il tuo medico, terapeuta, gruppo di sostegno, i familiari e amici. È la cosa migliore dopo la presenza fisica. E nei giorni dimaltempo è o in cui ti senti un po' più stanco, sarai grato di poter rimanere a casa e mantenere i tuoi appuntamenti.

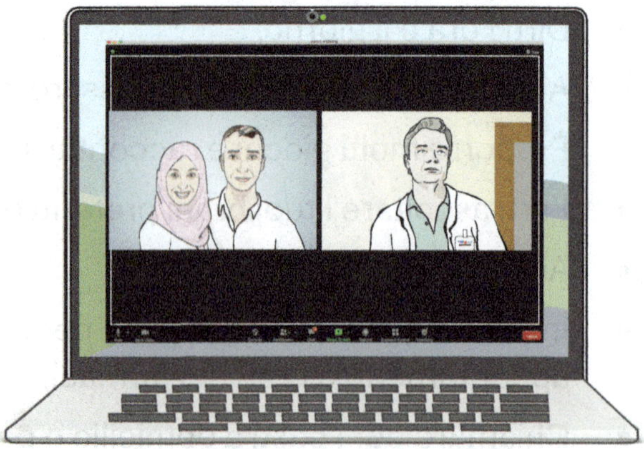

Altri strumenti innovativi utili nella vita di ogni giorno

Semplici e funzionali

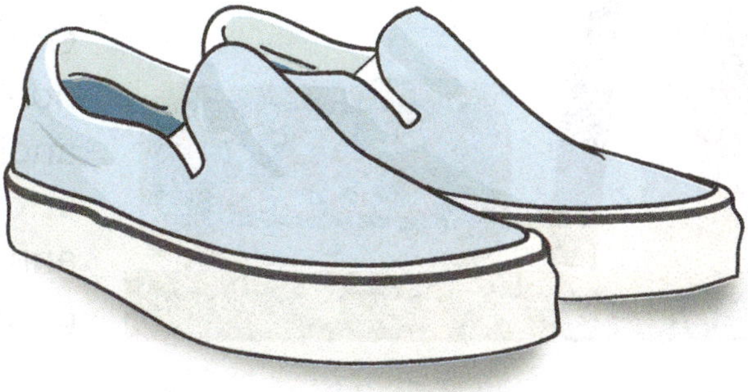

- Inciampi nei lacci? Usa scarpe senza lacci o con velcro. Assicurati che siano ben imbottite e antiscivolo.
- Prendi un calzascarpe a manico lungo per aiutarti a infilare le scarpe senza chinarti.

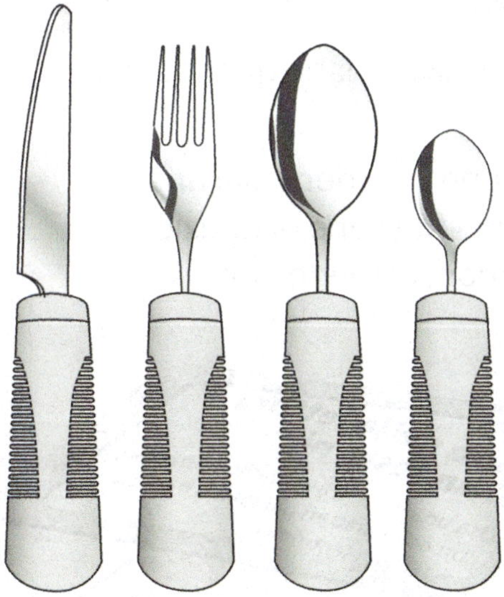

La cena è servita

- Posate con impugnature antiscivolo e più grandi.
- Stoviglie con basi antiscivolo per evitare che cadano.
- Piatti porzionati con i bordi alti per mangiare più facilmente.
- Tazze con due manici.

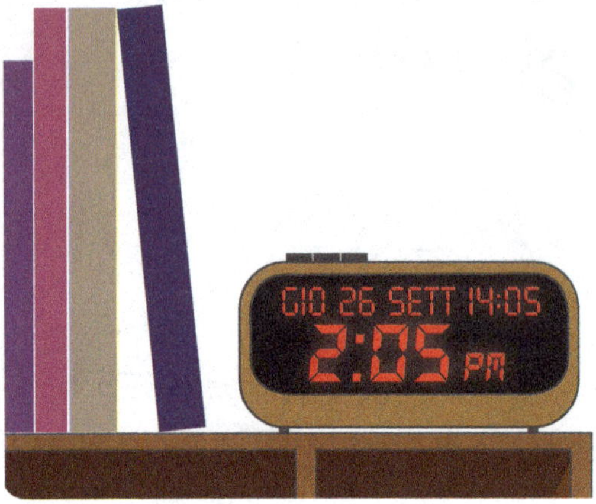

Giusto in tempo

Orologi a caratteri grandi che non mostrano solo l'ora, ma anche il giorno della settimana, la data completa con mese e anno, e anche se è mattino, pomeriggio o notte.

Tutto alla grande

- Calendari di grandi dimensioni
- Telecomando con pulsanti grandi
- Lenti d'ingrandimento
- Distributori di pillole grandi e colorati
- Telefoni con pulsanti grandi che si illuminano quando c'è una chiamata in arrivo
- Telefoni con suono più forte, per non perdere mai una chiamata. Alcuni hanno anche una funzione di riduzione del rumore per eliminare tutti i suoni di fondo non necessari.
- Grandi cartelli per identificare le stanze
- Immagini realistiche di grandi dimensioni indicanti il contenuto di armadi o ripostigli.

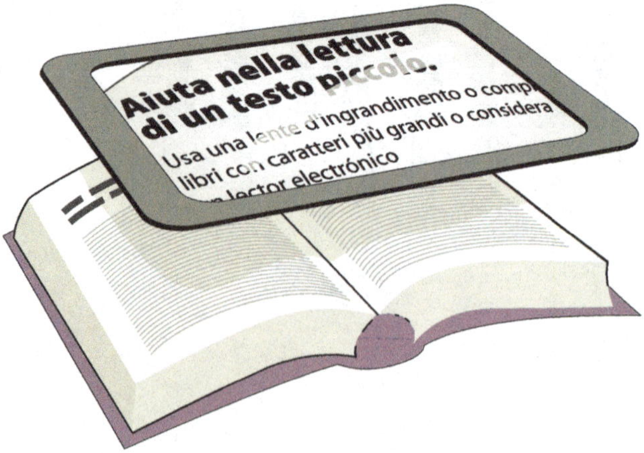

Vestiti per il tuo successo

Questi consigli ti aiuteranno a essere più autosufficiente nella tua routine quotidiana e a non trascurarti. Inoltre, potrai aggiungere alcuni nuovi articoli al tuo guardaroba per il tuo stile personale:

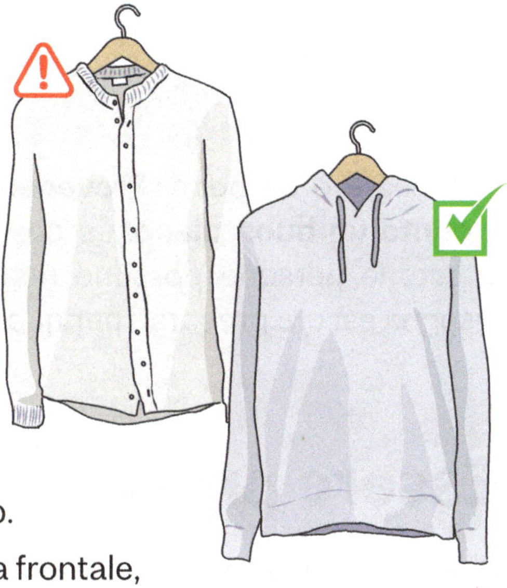

- Scegli maglie larghe, senza bottoni o cerniere. Così dovrai semplicemente infilartele dalla testa.
- Usa cinture da annodare per evitare il fastidio della fibbia.
- Completa il tuo look con sciarpe colorate che puoi facilmente avvolgere sulle spalle o sul collo.
- Scegli i boxer invece degli slip.
- Prova i reggiseni con chiusura frontale, più facili da indossare e agganciare.

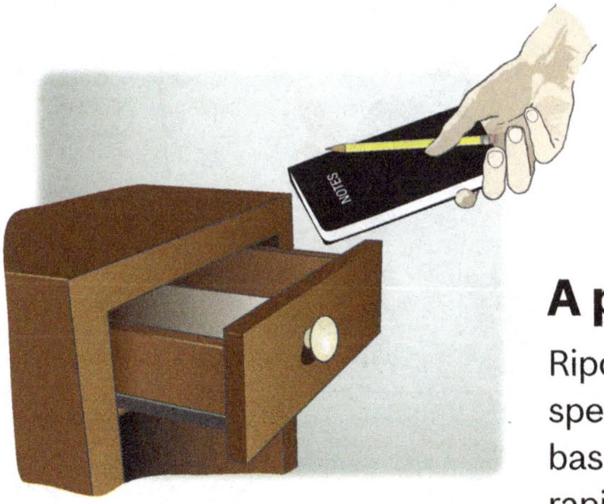

A portata di mano

Riponi gli oggetti che usi più spesso nei ripiani e cassetti più bassi, in modo da potervi accedere rapidamente senza chiedere aiuto.

Non c'è dubbio che la tecnologia innovativa in generale, e le invenzioni specifiche volte a fornire soluzioni per la salute quotidiana, miglioreranno la tua vita in molti modi. L'adozione di consigli facili e pratici toglierà inoltre un po' di incertezza dalle situazioni di ogni giorno. Accogli le loro caratteristiche positive e falle lavorare per te.

Pianificazione proattiva

"C'è qualcuno seduto all'ombra oggi perché qualcun altro ha piantato un albero molto tempo fa."

– Warren Buffett

Pianificare è un bene. **Prevedere gli imprevisti significa mettere a punto un buon piano**. Le cose possono non andare secondo le attese; le persone possono non comportarsi come ci si aspetta. Bisogna essere preparati per questo.

Essere preparati

Chiunque può avere improvviso bisogno di uscire di casa di fretta. Avere un kit con alcuni oggetti necessari ti permetterà di agire rapidamente senza dimenticare niente di essenziale. Un'altra utile precauzione può essere l'uso di borse impermeabili per mantenere gli oggetti asciutti e sicuri.

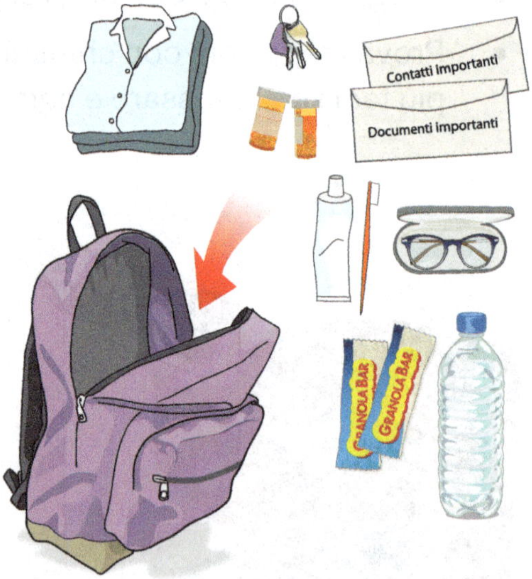

Il kit può includere:

- Un cambio di vestiti e di scarpe
- Chiavi, occhiali, apparecchi acustici e medicine di riserva
- Copie di documenti finanziari, legali e assicurativi e recapiti dei partner di cura
- Snack, acqua in bottiglia e oggetti essenziali per il bagno.

Protezione finanziaria e giuridica

Preparare in anticipo la tua protezione finanziaria e giuridica farà stare più tranquilli sia te che la tua famiglia. Esistono diversi documenti atti ad assicurare che le tue richieste vengano eseguite.

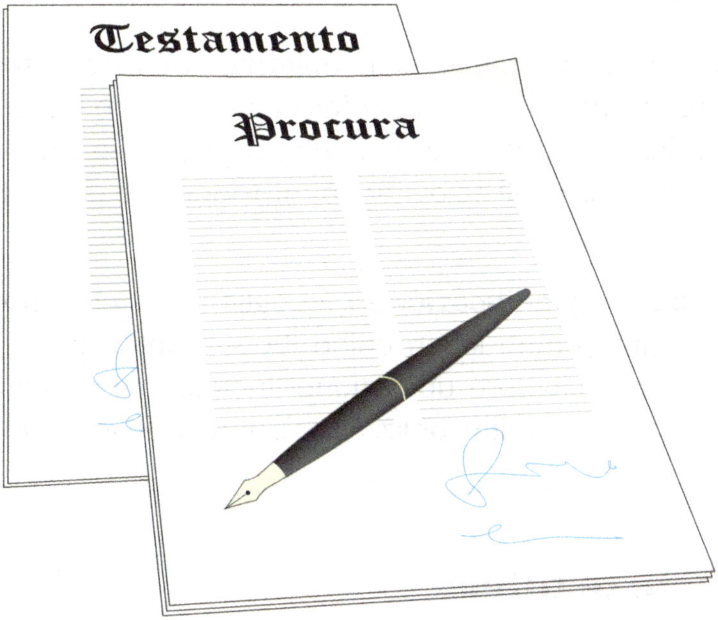

Procura

Questo documento si riferisce solo alle proprietà e autorizza qualcuno di cui ti fidi a occuparsi delle incombenze finanziarie quotidiane come pagare le bollette, l'affitto o il mutuo. Autorizza inoltre la persona incaricata a effettuare operazioni bancarie a tuo nome, come prelievi e trasferimenti di denaro. Anche se sei ancora in grado di prendere queste decisioni, la procura autorizza uno o più dei tuoi partner di cura a gestire queste questioni mentre sarai concentrato sul tuo benessere. Il documento deve essere autenticato da un notaio per essere valido.

Ogni Paese ha i propri regolamenti bancari, quindi se stai pensando di fare una procura presso la tua banca, controlla alla tua filiale per assicurarti che sia possibile. Anche se questa può apparire una soluzione più facile, una procura autenticata è preferibile e raccomandata.

Testamento

Il testamento è un documento ufficiale che certifica come il defunto vuole che il suo patrimonio venga distribuito. Fai una lista dei beni (casa, oggetti presenti al suo interno, risparmi ecc.) e debiti (mutuo, prestiti, carte di credito ecc.) per facilitare la successione del tuo patrimonio.

Ogni Stato ha leggi specifiche in materia. Controlla i siti del governo del tuo Paese per sapere quale forma deve avere il testamento per essere valido. Se possibile, consulta un notaio o un avvocato per ricevere consigli legali ed evitare confusione che potrebbe portare a conflitti in famiglia.

Fai una buona pianificazione raccogliendo e conservando tutti i documenti importanti in un unico luogo e informando un partner di cura fidato della loro ubicazione. Includi anche numeri di conti bancari e carte di credito, polizze assicurative, investimenti, prestiti e piani pensionistici.

Mandato di tutela

Questo documento ufficiale ti conferisce la facoltà di decidere chi agirà e parlerà al tuo posto, se e quando sarai incapace di farlo per te stesso. L'infermità mentale può capitare a chiunque, a qualsiasi età, in qualsiasi momento. Fintanto che sei in grado di intendere e di volere, puoi scegliere una o più persone di tua fiducia, chiamate mandatari. Per esempio, puoi nominare due o più fratelli, figli o nipoti. Inoltre, puoi anche decidere di cosa si occuperà ogni mandatario, come il benessere quotidiano, le decisioni mediche in caso d'incapacità, o anche la cura dei figli minorenni.

Ogni Paese ha i propri requisiti per la redazione di un mandato affinché sia legalmente vincolante. Consulta i siti web degli enti competenti, dove potresti trovare anche utili moduli di esempio da scaricare.

Dichiarazione anticipata di trattamento

Chiamata anche "testamento biologico", informa la tua famiglia e gli operatori sanitari delle tue scelte di assistenza medica per le situazioni in cui non fossi in grado di parlare per te stesso e fossi incapace di acconsentire alle cure.

Abusi finanziari

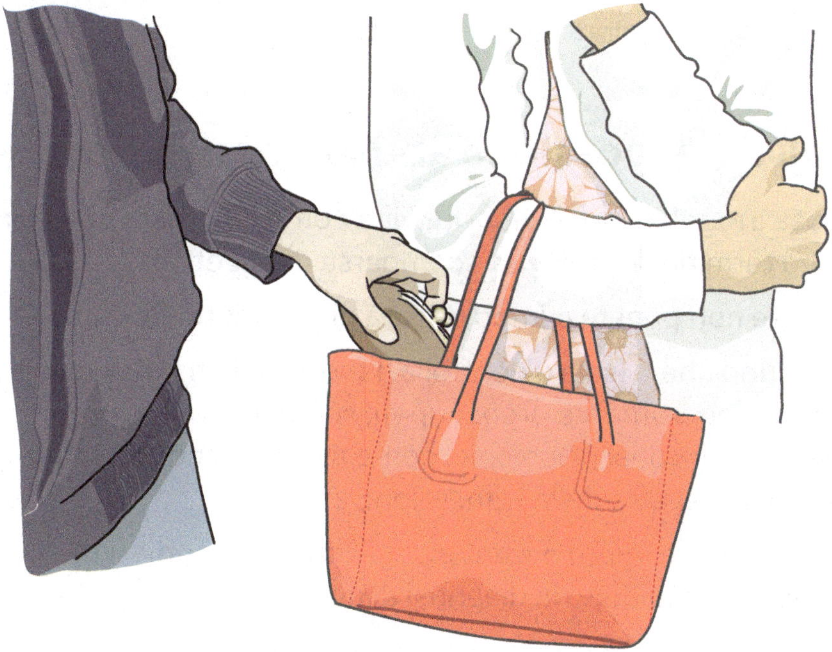

L'abuso finanziario è un evento che si verifica fin troppo spesso ai danni di persone con patologie a lungo termine. Alcuni pensano che la demenza renda più vulnerabili e quindi più facili da manipolare. Gli anziani con disponibilità di una pensione, proprietà o fondi sono particolarmente presi di mira. Proteggersi ed essere vigili è fondamentale.

Purtroppo, la maggior parte dei raggiri è perpetrata da persone conosciute che sfruttano intenzionalmente la relazione con la persona malata. Possono avere accesso al suo denaro o ai suoi documenti ed eseguire transazioni finanziarie non autorizzate o impossessarsi di alcuni oggetti senza il suo consenso.

Sebbene le organizzazioni siano di solito composte da individui onesti e degni di fiducia, possono esserci tra questi dei malintenzionati. Così, alcuni partner di cura a titolo informale o professionale, fattorini di negozi o rappresentanti di istituzioni con accesso diretto a te possono dire di volerti aiutare, con la reale intenzione di imbrogliarti. Infine, sconosciuti con intenti fraudolenti possono avvicinarti o contattarti con l'obiettivo di sfruttarti finanziariamente.Qualsiasi persona appartenente a uno di questi gruppi può farti pressione per ottenere un prestito o convincerti a vendere, trasferire o regalare beni o denaro, o non consegnare oggetti o servizi pagati.

Segnali di un possibile abuso finanziario:

- Spese irregolari, operazioni insolite come l'incasso di fondi a lungo termine; improvvisa scomparsa di oggetti di valore;
- Bollette non pagate o impossibilità di accedere ai conti;
- Qualcuno che ti isola o controlla. I tuoi familiari potrebbero essere sinceramente preoccupati, specialmente se sono testimoni di abusi psicologici come maltrattamenti, volti a indurti a eseguire delle transazioni;
- Qualcuno che improvvisamente si comporta come il tuo nuovo migliore amico dopo la diagnosi di demenza.

Purtroppo, questo tipo di persone cercheranno di approfittarsi di fattori correlati alla tua diagnosi, come l'incapacità di prendere decisioni, le difficoltà a comprendere argomenti complessi, la dimenticanza, la solitudine e la dipendenza dagli altri, al fine di manipolarti. Condividi le tue preoccupazioni con altri partner di cura fidati o con il tuo medico o infermiere così che possano essere prese le misure appropriate.

Truffe

Sebbene la tecnologia abbia certamente reso più facili alcuni aspetti della nostra vita, ha fatto lo stesso anche per i truffatori. Questo perché i nostri recapiti sono adesso facilmente accessibili a tutti. Un po' come se un estraneo potesse entrare in casa senza essere invitato. Puoi essere contattato per telefono, SMS, e-mail o posta. Come persona affetta da demenza, con il supporto dei tuoi partner di cura, puoi adottare una serie di misure per evitare che questo accada.

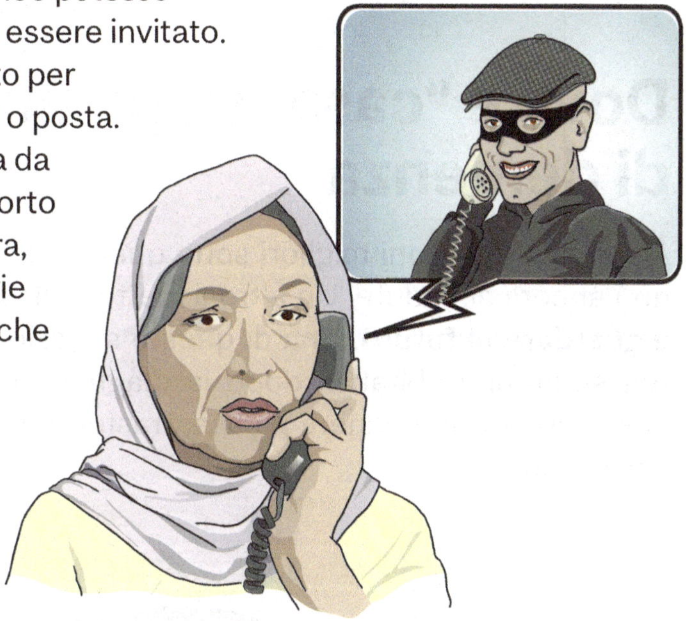

- Prendi accordi finanziari con la tua banca. Questo può includere la nomina di un partner di cura come cofirmatario sui tuoi conti. È un paio di occhi in più per monitorare l'attività bancaria e aiutarti a gestire le tue esigenze finanziarie.
- Imposta l'accredito diretto per gli assegni in entrata e l'addebito diretto per le bollette mensili.
- Stabilisci dei limiti per le carte di debito e di credito.
- Tieni un po' di contanti a portata di mano, ma proteggiti mantenendo questa somma entro limiti ragionevoli.

Tu e i tuoi partner di cura dovete prestare attenzione ai segnali d'allarme. Mai fornire informazioni personali, inviare un assegno o trasferire denaro a qualcuno che non si conosce. Questa è una tattica comune che i truffatori usano per tenerti all'amo... e per continuare a rubare i tuoi soldi.

"Puoi avere più di una casa. Portare con te le tue radici e decidere dove farle crescere."

– Henning Mankell

Dove è "casa" dopo una diagnosi di demenza

A volte, le decisioni migliori sono quelle che riguardano situazioni non ancora accadute. Un altro aspetto della **buona pianificazione è guardare al futuro**. Una di queste situazioni è l'evoluzione della tua situazione abitativa dopo la diagnosi di demenza. In questo percorso potrai rimanere a casa, trasferirti da un parente o in una casa di cura.

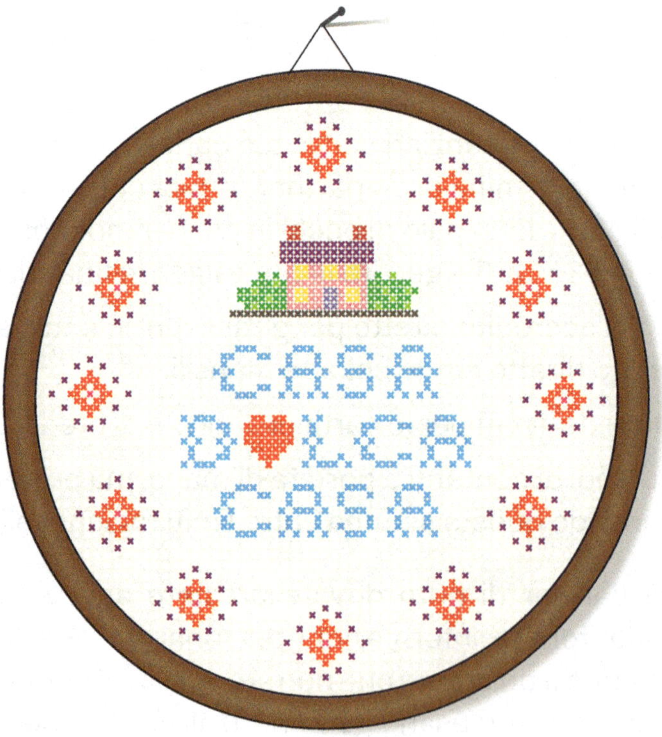

Stare a casa

Casa è dove puoi essere te stesso. È il tuo porto sicuro, dove tutto è sistemato come piace a te. Con la demenza, un obiettivo importante può essere mantenere la tua indipendenza e rimanere a casa il più possibile. L'obiettivo dei tuoi partner di cura sarà assicurarsi che tu rimanga a casa in sicurezza.

Parlane con la tua famiglia e i tuoi amici, oltre che con gli operatori sanitari, per definire le tue esigenze iniziali. In un primo momento potrebbero essere necessari solo piccoli cambiamenti e un sostegno limitato.

Detto questo, **tu e i tuoi partner di cura dovrete essere previdenti** e mettervi in contatto con organizzazioni pubbliche e private e agenzie sanitarie regionali, provinciali o nazionali della tua zona. Queste possono fornire valutazioni e supporto a domicilio per le esigenze di vita quotidiana, assistenza infermieristica, prevenzione dalle cadute e servizi di assistenza alla persona per integrare il supporto dei tuoi parenti e amici. Molti servizi dipenderanno da dove vivi, da quante persone sono disponibili ad aiutarti e dalla presenza di servizi nel tuo comune.

Trasferirsi da un parente

Quando i tuoi sintomi peggioreranno al punto da non poter più vivere da solo, un'alternativa potrebbe essere trasferirti da un familiare. Prendi in considerazione da subito questa possibilità nella tua pianificizione.

Questa è una decisione importante, fortemente motivata da amore e compassione, e che potrebbe avere ricadute importanti su molte persone. Il coniuge o i figli del tuo partner di cura potrebbero non essere molto disponibili all'idea. Le responsabilità aggiuntive, la costante presenza di assistenti esterni e i cambiamenti nella loro vita domestica potrebbero essere fisicamente o emotivamente troppo estenuanti. Rivolgiti a professionisti dell'assistenza sanitaria e caregiver esperti per avere un quadro realistico del modo in cui la situazione potrebbe influire su ciascuna persona coinvolta.

Se decidi di procedere con questa scelta, convinci i tuoi partner di cura a ritagliarsi del tempo per loro e le attività sociali per te. Questa doppia tattica aiuterà a scongiurare la solitudine e l'isolamento e contribuirà **al benessere mentale e fisico generale di tutti**.

Trasferirsi in una casa di cura

Prevedere questo passaggio in anticipo si rivelerà di grande aiuto sia per te che per i tuoi partner di cura. Esistono diversi tipi di case di cura, e con esse, diversi fattori da considerare, tra cui:

- Costi
- Ubicazione comoda
- Servizi specifici per la demenza e protocolli adeguati
- Pulizia
- Protocolli di sicurezza e di crisi, inclusa la prontezza per le emergenze
- Personale qualificato
- Eventi e attività quotidiane per stimolare la socialità
- Disponibilità di personale medico come dottori, dentisti e fisioterapisti
- Servizi in loco come parrucchiere, farmacia, luogo di preghiera o banca, nonché spazi esterni accoglienti

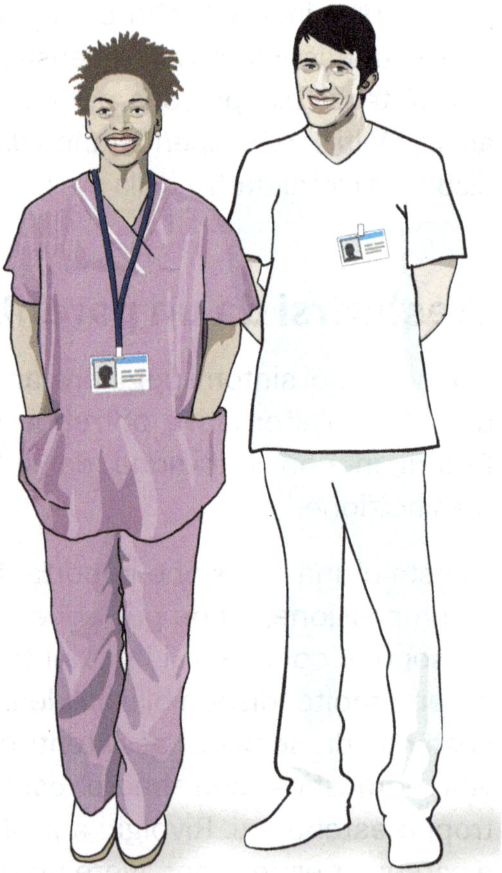

- Linee guida e restrizioni riguardanti i visitatori
- Pasti sani e adattabili a particolari esigenze dietetiche. Si può mangiare nell'area comune o scegliere di consumare il pasto in camera?

In base a dove ti trovi e se la struttura è pubblica o privata, quando farai richiesta ci saranno delle misure in atto. Ad esempio, dovrai rientrare in criteri specifici, sarò opportuno esaminare quale luogo sia meglio per le tue necessità ed eseguire una valutazione delle tue capacità fisiche e mentali. Poiché la popolazione anziana cresce rapidamente, potrebbe esserci una lista d'attesa.

Tu e il tuo o i tuoi partner di cura siete fortemente invitati a visitare delle strutture per avere un'idea del posto, del personale e degli altri ospiti. Questo ridurrà al minimo le sorprese indesiderate e vi preparerà a cosa aspettarvi. Soprattutto, vorrete che la residenza sia sicura e confortevole.

Ognuno di questi passaggi è un importante cambiamento di vita che potrebbe farti sentire stressato e perso. I tuoi partner di cura dovranno essere sensibili e pazienti e tenere presente che ti serviranno tempo e impegno per accettare l'ambiente non familiare e le persone nuove.

Convivere con la demenza - Cura di sé

Periodicamente viene inventata una nuova espressione che entra in voga, catturando l'attenzione di tutti. Molte di queste spariscono presto dalle nostre vite, ma ce n'è una che potrà rimanere.

È "cura di sé".

Che non va confusa con:

L'autostima
L'autodeterminazione
La consapevolezza di sé
NÉ con alcun altro concetto che faccia riferimento al sé per assicurarsi un posto nel mondo.

Data la nostra maggiore attenzione odierna verso il benessere fisico e mentale, la cura di sé è più di un movimento, è diventata uno stile di vita per molti. Ma... cosa significa esattamente? E cosa significa per te in quanto persona che soffre di demenza? È uno di quei concetti sconfinati che significano cose diverse per persone diverse. Tante, tante cose diverse.

Quando si tratta di persone che soffrono di demenza e dei loro partner di cura, la cura di sé non può essere solo una riflessione, ma deve essere una necessità.

Comunicazione

In termini di cura di sé, la cosa più importante che puoi fare per te stesso è comunicare. Specialmente all'inizio della tua diagnosi. È arrivato il momento di ascoltare quella voce dentro di te che a volte ignori e che a volte trovi geniale.

Pensa a quella volta che eri in aero e c'è stata una turbolenza. La prima istruzione che viene impartita in questi casi è di mettere la maschera dell'ossigeno prima di aiutare gli altri. **Questa è cura di sé. E in questo momento della tua vita, cosa c'è di più turbolento di una diagnosi di demenza?**

> "Il primo passo verso il cambiamento è la consapevolezza. Il secondo è l'accettazione."
>
> — Nathaniel Branden, Psicologo

Tra te... e te

L'unica cosa che non puoi fare, purtroppo, è tornare indietro nel tempo per cambiare la tua diagnosi. **Va bene**.

Attraverserai emozioni di ogni genere. **Va bene**.

C'è molto da imparare sulla tua diagnosi. Dovrai impegnarti per poter prendere decisioni informate per l'oggi e il domani. Questo ti aiuterà ad alleviare le tue preoccupazioni. **Va bene**.

Alcuni giorni, la tua capacità di adattarti sarà perfetta e verrà usata con sorprendente sicurezza. Altri giorni potresti invece sentirti statico e poco produttivo. **Va bene**.

Potresti cambiare idea più e più volte su come vuoi gestire le cose. **Va bene**.

Avrai giornate buone e pessime giornate. **Va bene**.

Nonostante questa diagnosi, sappi che la tua vita può e sarà appagante, gioiosa e degna di essere vissuta. Fai questa scelta di coscienza per te stesso ogni giorno.

Sii gentile con te stesso.

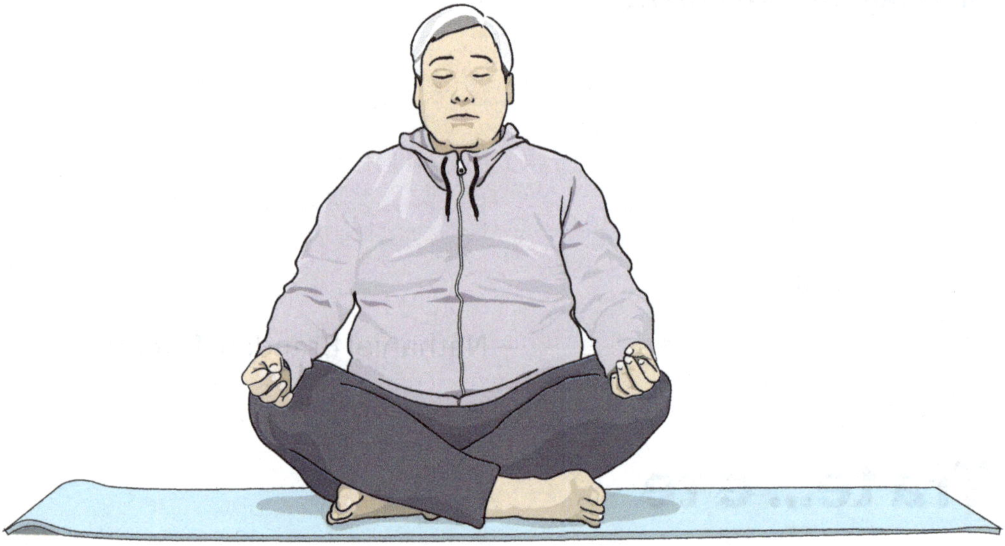

Tra te... e tutti gli altri

Va bene. Sei umano. E per fortuna, ci sono altri esseri umani là fuori pronti ad aiutarti ad appianare le strade dissestate della vita. Durante il tuo viaggio nella demenza potrai trovare un senso di appartenenza e di sicurezza in tante situazioni.

Amici e parenti

Parlare con le persone a te care della tua diagnosi e di tutto ciò che comporta sarà difficile, ma in un modo strano, anche commovente. All'inizio sarà un'opportunità per condividere i tuoi sentimenti e le tue apprensioni per il futuro. Aprirti con le persone di cui ti fidi di più fornirà alcune **rassicurazioni molto necessarie**. Sarà inoltre il momento in cui potrai esprimere la tua gratitudine e il tuo amore per la loro presenza nella tua vita.

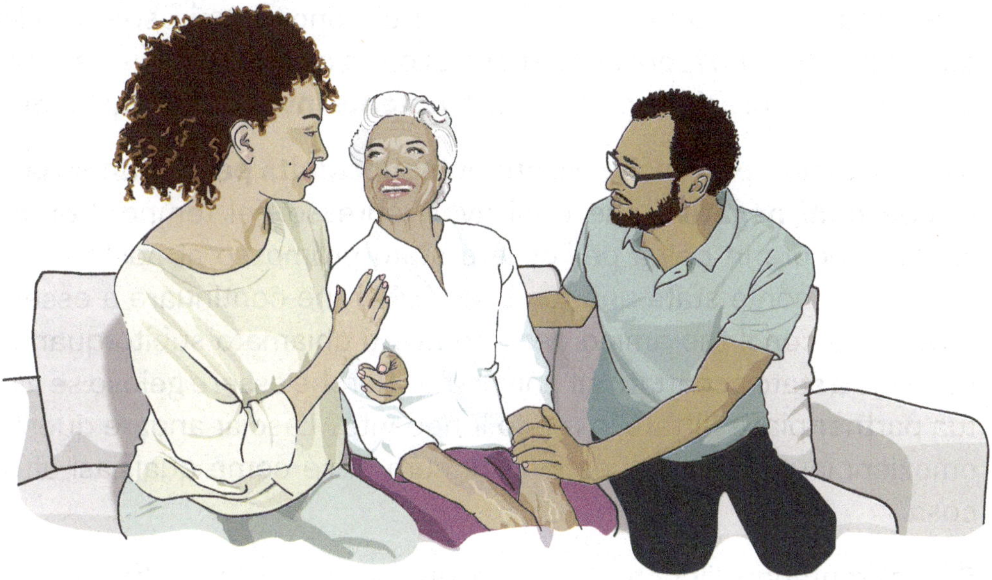

La verità è che a un certo punto emergerà la consapevolezza che queste persone, quelle a cui tieni di più, potrebbero diventare i tuoi partner di cura. Si tratta di relazioni che devono essere coltivate perché saranno messe alla prova ripetutamente con il progredire della demenza. Non sarà un percorso facile... né per te né per loro.

Non è necessario dirlo a tutte le persone della tua vita nello stesso momento, perché potrebbe essere sconvolgente. Scegli a chi e quando. Potresti anche decidere di chiedere a qualcuno vicino a te di informare della tua situazione alcune persone al di fuori della tua cerchia ristretta per evitare troppe situazioni emotive o magari imbarazzanti.

Prendi delle misure **che favoriscano la tua tranquillità** durante la progressione della malattia. Questo è un elemento essenziale della cura di sé da prendere in considerazione. Per raggiungere questa serenità, è possibile che lungo la strada ti aspettino colloqui difficili, ad esempio riguardo ad aspetti legali e finanziari o al tipo di assistenza che desideri ricevere con l'avanzare della demenza.

Essere tutti d'accordo sul processo decisionale e assicurarsi che i tuoi desideri vengano rispettati aiuterà sia te stesso che i tuoi amici e parenti. Documenti chiari e precisi sgombreranno il campo dalle incertezze. Senza dubbio sentirai che ci sono alcuni aspetti della demenza che sono fuori dal tuo controllo, ma questo non deve essere uno di quelli. **Qui è dove puoi sentirti potente invece che impotente**.

La tua diagnosi può anche essere **un'opportunità per abbandonare le emozioni negative** che puoi aver represso nel tempo. Perché sentirti ancora in colpa per essere stato promosso al posto di un collega, se non è stata una tua scelta? Perché continuare a essere arrabbiato con il tuo amico per non averti chiamato subito quando tuo figlio è stato accettato all'università? Perché essere geloso se alla tua partner piace flirtare in modo innocente? Lasciar andare queste emozioni inutili è una questione di cura di sé come qualsiasi altra cosa.

Stai affrontando l'ignoto. Non c'è un modo giusto o sbagliato di reagire, elaborare o accettare. L'importante è farlo.

Consigli professionali

Magari stai valutando di richiedere un aiuto professionale. Il mondo della salute mentale è molto cambiato negli ultimi anni. Parlare con uno psicologo, psichiatra o terapeuta è una risorsa aggiuntiva a tua disposizione per aiutarti a mantenere il tuo benessere emotivo, specie se hai bisogno di qualcuno di fidato con cui aprirti. I vantaggi includono:

- Un luogo sicuro in cui essere te stesso e dare voce ai tuoi pensieri più intimi;
- Qualcuno che ti dedichi tutta la sua attenzione senza distrazioni;
- Un ambiente di ascolto non giudicante;
- Consigli e strategie utili che ti aiutino ad affrontare meglio la tua diagnosi.

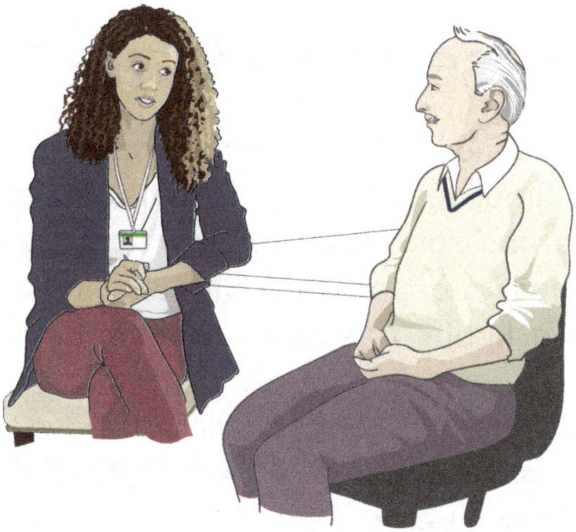

La forza dei numeri

Potresti anche unirti a un gruppo di supporto. Nessuno può veramente capire quanto stai passando se non un'altra persona che sta facendo la tua stessa esperienza. Questi gruppi possono essere:

- Una grande fonte di informazioni e ispirazione;
- Un'opportunità per fare domande approfondite su come sia realmente vivere con la demenza;
- Un'occasione per scoprire risorse e servizi di cui altrimenti non verresti a conoscenza;
- La possibilità di legare e fare amicizia con persone che "ti capiscono".

Tre fasi di cura

Lavoraci su

Ci sono tre passi, o fasi se vuoi, per aiutarti a prenderti cura di te stesso nel decorso della malattia. Questi sono consigli e suggerimenti su cui riflettere, per darti uno spunto e che magari potrai integrare nella tua routine quotidiana o settimanale per continuare a fare il **massimo per vivere la tua vita al meglio.**

Fase cognitiva - Pensa positivo

Ci sono molti modi per concentrarsi e stimolare la mente, e la parte migliore è che sono divertenti da fare. Nulla ti vieta di goderti la vita adesso. C'è un hobby trascurato da tempo che vorresti riprendere? Vuoi provare qualcosa di completamente nuovo? **È il momento giusto per ritagliarti del tempo per te**. Ecco alcuni consigli:

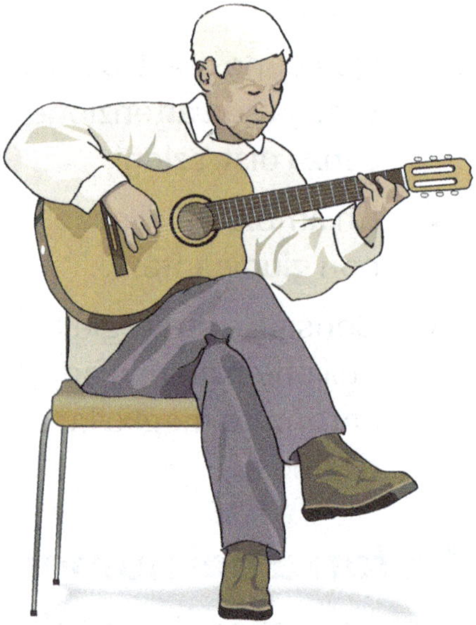

- Dedicati ai giochi da tavolo.
- Impara una nuova lingua.
- Leggi.
- Disegna.
- Medita.
- Divertiti con i videogiochi.
- Fai cruciverba e giochi di enigmistica di tutti i tipi.
- Scrivi: puoi esercitarti nella scrittura creativa, tenere un diario sul tuo percorso con la demenza oppure mandare delle lettere ad amici e parenti.
- Inizia un nuovo hobby: cucito, modellini, giardinaggio ecc.
- Visita dei musei o delle librerie.
- Regalati qualcosa che hai sempre desiderato.

Fase fisica - Linguaggio del corpo

Iniziamo dalle basi, a noi piace chiamarle DMF:

Dormire bene
Mangiare sano
Fare regolarmente movimento

Queste attività sono per tutti alla base di una buona salute. Per te, possono agire in sinergia con i farmaci su prescrizione o con la fisioterapia. Più sei in forma, più forte ti sentirai per quello che ti aspetta.

Sapevi che essere attivo può aiutarti ad alleviare lo stress e a regolarizzare il sonno? Ci sono molte cose piacevoli che puoi fare per dare al tuo corpo le dovute attenzioni:

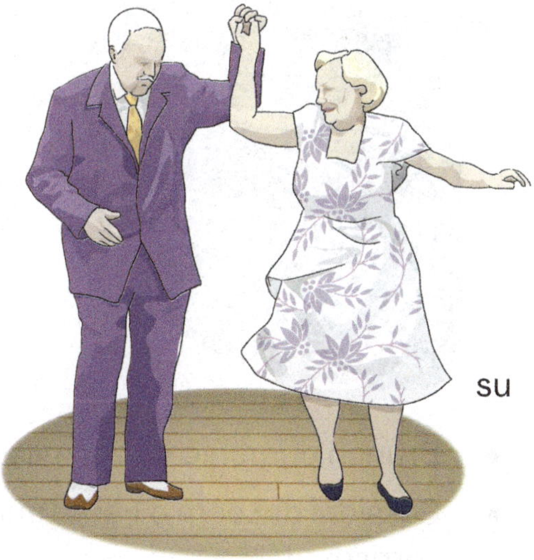

- Fare un bagno.
- Fare manicure e pedicure.
- Farti fare un massaggio.
- Raccogliere mele e fragole.
- Giocare a bowling o a minigolf.
- Regalarti un nuovo taglio di capelli: è l'ideale per tirarsi su di morale.
- Andare a ballare (anche se nel tuo salotto).
- Farti un pisolino pomeridiano, non c'è niente di meglio!
- Fare una passeggiata nel tuo quartiere o nella natura.
- Seguire un corso di fitness come lo yoga, lo stretching o l'acquafitness.

Fase sociale - Stare in contatto

Rimanere in contatto con la famiglia e gli amici ha molti benefici. Ad esempio, il divertimento: e chi non ha bisogno di una sana dose di divertimento? Il tuo umore e la tua motivazione talvolta vacilleranno, c'è da aspettarselo, ma circondarti di persone con cui ami stare e che ti amano ti aiuterà sicuramente. Quindi riempi il tuo calendario sociale con alcune di queste idee:

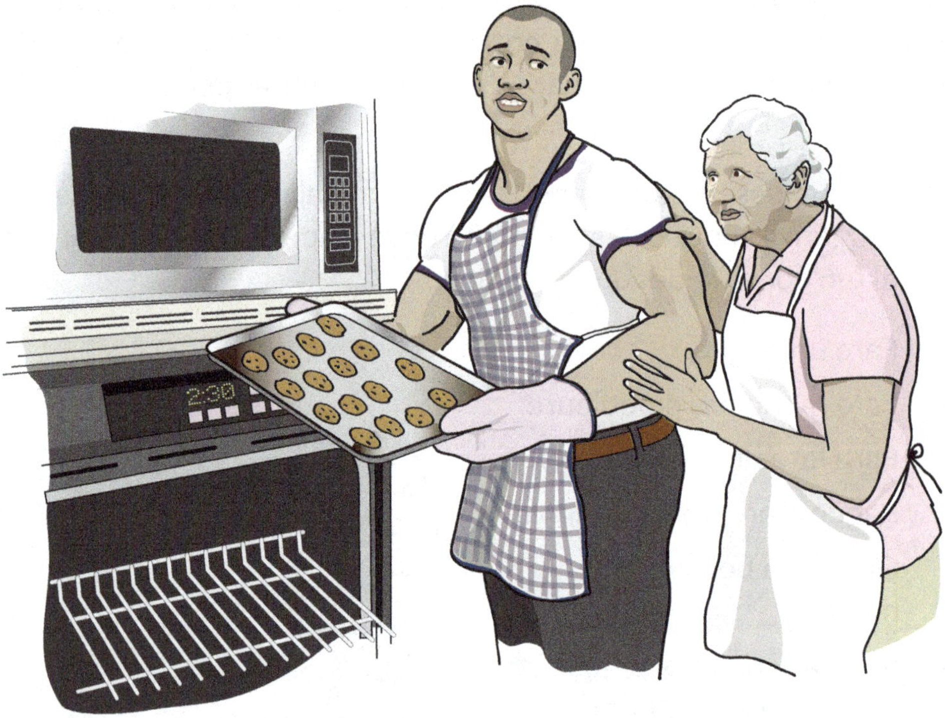

- Brunch domenicale con gli amici;
- Sessioni di Zoom o FaceTime: non c'è niente di meglio di un sorriso;
- Giochi di carte o da tavolo: rendila un'abitudine insieme ad amici o nipotini;
- Cucinare: scegli il tipo di cucina che ti ispira di più e prepara tanti nuovi manicaretti;
- Dolci: cioccolato. C'è bisogno di dire altro?
- Attività sociali: club del libro, corsi di pittura ecc.

La cura di sé non deve portare via troppo tempo

Non devi pensare che la cura di sé sia una cosa in più di cui preoccuparti; ecco alcuni suggerimenti facili e veloci per dedicare del tempo a te stesso:

- Goditi una tazza di tè o di caffè in un angolo tranquillo della casa.
- Guarda per un po' il tramonto.
- Ascolta la tua musica preferita per 15 minuti.
- Leggi un paio di articoli della tua rivista preferita.

In breve, incorporare la cura di sé nella propria vita significa prendere il controllo. La qualità della vita non viene regalata né a te né a nessun altro. Devi creartela. Ha a che fare con il modo in cui ti vedi mentre affronti la malattia e le decisioni che prendi per percorrere questa strada.

Che cosa vedi?

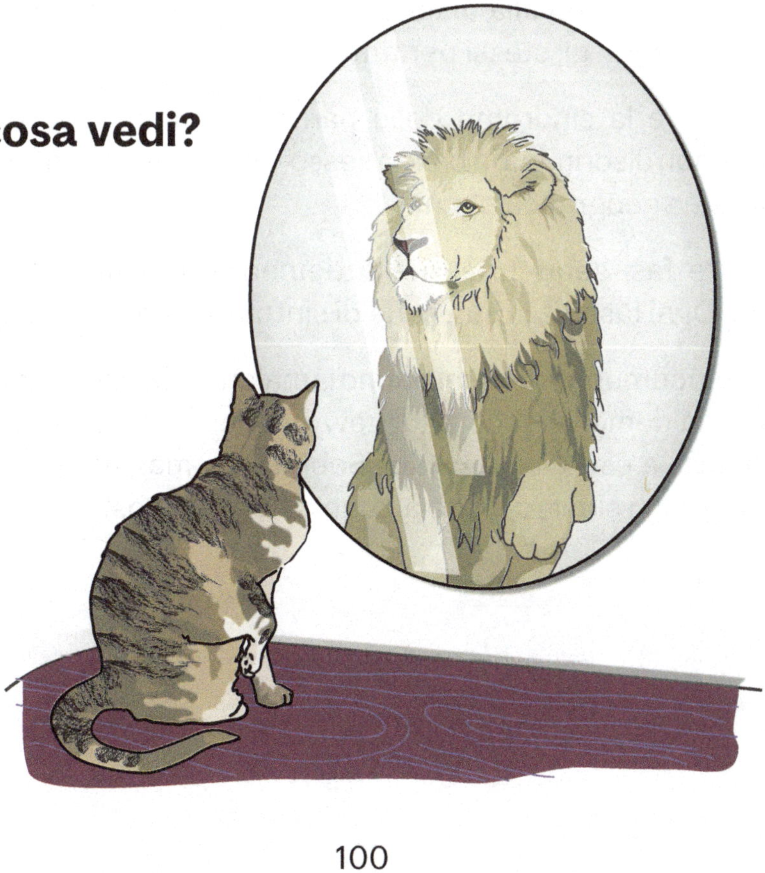

Riepilogo

Una diagnosi di demenza non definisce TUTTO di te. Puoi continuare a goderti una vita appagante.

La demenza non è una malattia, ma piuttosto un gruppo di sintomi che insorgono a causa di una malattia. Questi si manifestano tramite il deterioramento e il declino cognitivo. In sostanza, la demenza accelera i cambiamenti naturali di un cervello che invecchia.

La demenza è la perdita o distruzione dei neuroni e della loro connessione con il cervello. Quando questa connessione è alterata o interrotta, il pensiero, il comportamento e i sentimenti ne risentono.

L'età è il principale fattore alla base della demenza.

La demenza è progressiva. I sintomi aumenteranno nel tempo. Questo vale sia per lo stato fisico che per quello mentale.

I sintomi che portano alla diagnosi, o che si manifestano durante la malattia, non sono gli stessi per tutti.

La demenza è la sindrome delle pari opportunità, può capitare a chiunque: non discrimina in base a sesso, ceto economico, preferenze sessuali, area geografica o etnia.

Ci sono tre fasi sequenziali nella demenza: iniziale, intermedia e avanzata. Ogni fase ha la sua serie di sintomi e sfide.

Le cause più comuni di demenza sono la malattia Alzheimer, la demenza vascolare, la demenza a corpi di Lewy, la demenza frontotemporale e la demenza a esordio giovanile. Sebbene la maggior parte di esse presenti sintomi simili, ci sono alcune differenze sostanziali.

Esistono anche altre patologie che possono somigliare alla demenza, come il disturbo cognitivo soggettivo, il disturbo cognitivo lieve, la depressione, il delirio e la demenza legata all'alcol.

Dato che la demenza influisce sulla tua velocità di risposta psicologica e fisica, la tua capacità di guidare potrebbe essere compromessa. È possibile che tu debba decidere di rinunciare alla patente per la sicurezza tua e degli altri.

Vagare è una realtà pericolosa che può colpire una persona affetta da demenza. Si possono prendere diverse misure per garantire la tua sicurezza e il tuo benessere fisico.

I progressi tecnologici e i prodotti innovativi possono rendere la tua vita quotidiana più facile da gestire e aiutarti a mantenere la tua indipendenza più a lungo.

Accade spesso che persone affette da questa malattia siano vittime di abusi finanziari. È fondamentale proteggersi ed essere vigili.

La tecnologia ha reso la vita più facile ai truffatori. Consulta i tuoi partner di cura fidati e la tua banca per prendere le misure appropriate per evitarlo. Evita di condividere informazioni personali o di inviare denaro a persone che non conosci.

Predisporre un ambiente domestico sicuro contribuirà a prevenire cadute o incidenti, oltre a creare un ambiente in cui vivere serenamente.

Includere attivamente abitudini di cura di sé, sia fisiche che psicologiche, tra i tuoi appuntamenti quotidiani e settimanali, ti fornirà rassicurazione, tranquillità e un senso di controllo sulla tua diagnosi.

Sezione II. Partner di cura

Il percorso di un partner di cura richiede formazione e sostegno

Sono stata nei tuoi panni. Ho assistito mia madre per 12 anni. Quell'esperienza mi ha fatto diventare la persona che sono oggi. Ti sto raccontando la mia storia perché non voglio che sia anche la tua.

A mia madre è stata diagnosticata la malattia di Alzheimer nel settembre 2006, sulla scia di un periodo tumultuoso. Mio padre era morto da poco e, dopo una gravidanza difficile, era appena nato il mio terzo figlio. Avevo un lavoro, un marito, una casa e le aspettative della società nei miei confronti. E ora avevo anche questo: diventare una partner di cura. E dovevo essere la migliore che fosse mai esistita.

Chi mi conosceva non riusciva mai a scalfire il personaggio di Superwoman che mi ero creata molto tempo addietro. Ero impenetrabile, sostenuta da un'armatura e superpoteri straordinari, e con la radicata convinzione di poter gestire tutto. Finché non ci sono più riuscita.

Aggiungere l'inflessibile realtà quotidiana di assistere mia madre, trovandomi di fronte a così tanti sintomi cognitivi particolari e sfide fisiche impegnative mi ha fatto crollare. Ero completamente impreparata a quanto sarebbe stato difficile e confusivo.

Ho ceduto. Completamente. A danno di me stessa. Mi sono curata con alcol e shopping online. Sono stata egoista nel mio contegno e autoindulgente nelle scelte. Sono diventata autodistruttiva nel modo di gestire tanto la mia salute personale quanto il rapporto con i miei figli e mio marito.

Avevo lo stress del partner di cura. Ero esausta e senza più niente da dare a me stessa né ad altri.

Ripensandoci, è successo per due motivi. Uno è per ciò che sono. Mi sono sempre imposta aspettative irrealistiche per eccellere esuperare le aspettative. Ho nascosto la mia vulnerabilità di essere umano per soddisfare le attese di tutti su come dovevo essere (perfetta) e cosa potevo fare (tutto).

L'altro motivo è che la diagnosi di mia madre mi ha lasciato completamente impreparata.

"Si tratta di demenza. Auguri". Questi sono stati i consigli medici che ho ricevuto. La demenza è complessa e la comunità medica non sempre fornisce informazioni sufficienti, né sottolinea l'importanza di cercare servizi educativi o della comunità, due sistemi di supporto vitali per prendersi cura al meglio di una persona colpita da questa malattia. Le famiglie raramente ricevono una "ricetta per l'assistenza" per affrontare le sfide associate a questa condizione. Aggiungete il persistente stigma attribuito alla demenza, che impedisce a molti di cercare aiuto, e vi ritroverete invece con una "ricetta per i guai".

Ho chiesto aiuto. E ho avuto la fortuna di essere circondata da persone che mi volevano bene. In questo periodo di guarigione ho fatto volontariato come mentore, in seguito sono diventata consulente certificata per l'assistenza alla demenza. Un intervento come docente ospite alla McGill University ha portato a un invito a lanciare un progetto pilota per educare i partner di assistenza familiare.

Se avessi avuto a disposizione questo tipo di supporto, la mia vita avrebbe potuto prendere un'altra direzione. A quel punto, sapevo di voler aiutare coloro che sarebbero venuti dopo di me a essere meglio informati sulla demenza e il suo considerevole impatto su tutte le persone coinvolte.

Ricorda, il tuo obiettivo principale è assicurare che la persona affetta da demenza sia **FELICE, SICURA E BEN CURATA**.

Questo è quello che ho imparato.

ACCETTARE LA DIAGNOSI. Questo è l'unico modo in cui una persona colpita da demenza riceverà le cure migliori. A causa del trauma cerebrale, può andare incontro ad anosognosia, l'incapacità di riconoscere che si ha un problema di salute. Quindi, spetta a te fare in modo che superi lo shock iniziale e il rifiuto.

ACCETTARE L'AIUTO. "Grazie, ma ce la faccio ancora". Non so quante volte ho pronunciato queste parole o le ho sentite pronunciare da altri partner di cura. Perché i familiari credono di non dover chiedere aiuto e di non avere il diritto di vivere la propria vita? La demenza ha un effetto a catena. Prendersi cura di sé stessi fin dall'inizio può scongiurare una crisi più tardi, come il burnout (esaurimento), che avrebbe conseguenze negative su tutti, compresa la persona affetta da demenza.

Crea un gruppo di partner di cura dopo la diagnosi con parenti, amici, comunità e/o risorse pubbliche e private per ricevere aiuto nelle varie incombenze, ma anche supporto emotivo e momenti di sollievo.

EDUCARE TE STESSO. La conoscenza è il tuo strumento più potente. Impara tutto quello che puoi sui sintomi e sulla progressione. Fai molte domande. Cerca i servizi di supporto nella tua comunità. Usa questa Guida come uno di questi strumenti.

ANTICIPARE. La demenza cambia costantemente, quindi è necessario essere un passo avanti. È fondamentale prendere decisioni sull'assistenza sanitaria, le necessità personali, la sistemazione abitativa, le questioni legali e finanziarie. Raccomando vivamente a te e al tuo caro di farlo insieme quando è ancora possibile.

MANTENERE LA ROTTA. Accedere a programmi pubblici e privati può richiedere un lungo iter, specie se l'elevata richiesta crea liste d'attesa. Anche qui, inizia subito per ottenere i migliori risultati possibili al momento giusto per te.

DIFENDERE. Il ruolo di sostenitrice è diventato per me uno dei più importanti. Questo ha salvaguardato il benessere e la dignità di mia madre per il resto della sua vita. Sono diventata la sua voce, e tu dovrai fare lo stesso per il tuo caro. Fare scelte di vita per qualcun altro è un percorso arduo; potremmo chiamarlo "amore dalle maniere forti". Ricorda che il tuo obiettivo principale è che il tuo caro sia sempre **FELICE, SICURO E BEN CURATO**. Sia questa la forza che ti guida.

Tutti questi argomenti vengono trattati nel dettaglio in questa Guida. Abbiamo compiuto molti passi avanti dalla diagnosi di mia madre, e continueremo a compierne.

Mando a tutti voi i migliori auguri di forza e resilienza.

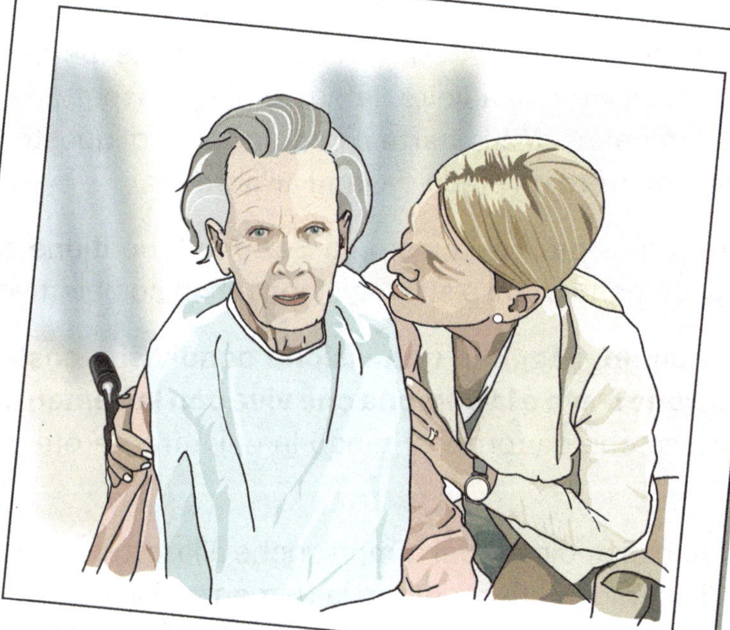

Io e mia madre. Vieno Leskinen.
Montreal, Quebec. Aprile 2015

Claire

Claire Webster
Fondatrice e Ambasciatrice,
Programma di educazione sulla demenza della McGill University

Demenza e partner di cura

La diagnosi è confermata e tra te e la persona affetta da demenza si svilupperà un nuovo impegno. Affronterai situazioni e sfide inaspettate, ma ci sarà una costante: la demenza si evolverà e cambierà nel tempo, e così faranno la tua relazione e le tue responsabilità.

Anche se ciascuno con la sua prospettiva, state percorrendo la stessa strada insieme e, a volte, le curve che vi aspettano rendono difficile vederci bene. Ma la parte più importante di questo viaggio è continuare a mettere un piede davanti all'altro.

Per aiutarti a fare proprio questo, la Sezione 2 contiene tantissimi consigli, raccomandazioni e strategie con un unico obiettivo:

Sviluppare un linguaggio e una visione condivisi e costruire una solida relazione tra te e la persona che vive con la demenza. Questa sarà la cornice che dà forma al modo in cui affronterete insieme la malattia.

Ti consigliamo di dedicare del tempo anche alla lettura della Sezione 1, rivolta alla persona che vive con la demenza. Più cose sai, meglio sarai preparato ad affrontare ciò che ti aspetta. Otterrai una migliore comprensione del tipo specifico di demenza diagnosticato alla persona che seguirai, e imparerai cosa aspettarti durante le tre fasi della sindrome.

Detto questo, la Sezione 2 è destinata a te, il partner di cura. È presentata in modo pratico per aiutarti a:

- Determinare che tipo di partner di cura sei;
- Gestire le tue emozioni e aspettative;
- Trovare strumenti pratici per affrontare varie situazioni;
- Sviluppare capacità di comunicazione efficaci.

Infine, **imparare a dare la priorità al tuo benessere** mentre presti assistenza ad altri è fondamentale. Ti forniremo idee e suggerimenti su come avere cura di te stesso.

Potrebbero esserci ostacoli, incomprensioni e, sì, qualche brutta giornata, ma ciò che fai non deve definire ogni aspetto della tua vita né quella della persona che vive con la demenza. Questa Guida mira a prepararti alle sfide, ma intende anche ricordarti che ci saranno gioia, risate e affetto. Imparerai a spostare la tua attenzione da ciò che non può più essere fatto a ciò che può essere fatto. **Nessuno è definito da una cosa sola. E la demenza è solo una cosa. Non riguarda tutto di una persona e ciò che la rende unica**.

Il viaggio inizia. E questa Guida ti accompagnerà in ogni passo del cammino.

"Come tutti gli individui, le persone affette da demenza sono prima di tutto persone. Come tutti noi, hanno una dignità intrinseca, un valore e una personalità che rimangono con loro durante tutto il decorso della malattia, e questo deve essere rispettato in ogni momento."

– Società Alzheimer del Canada

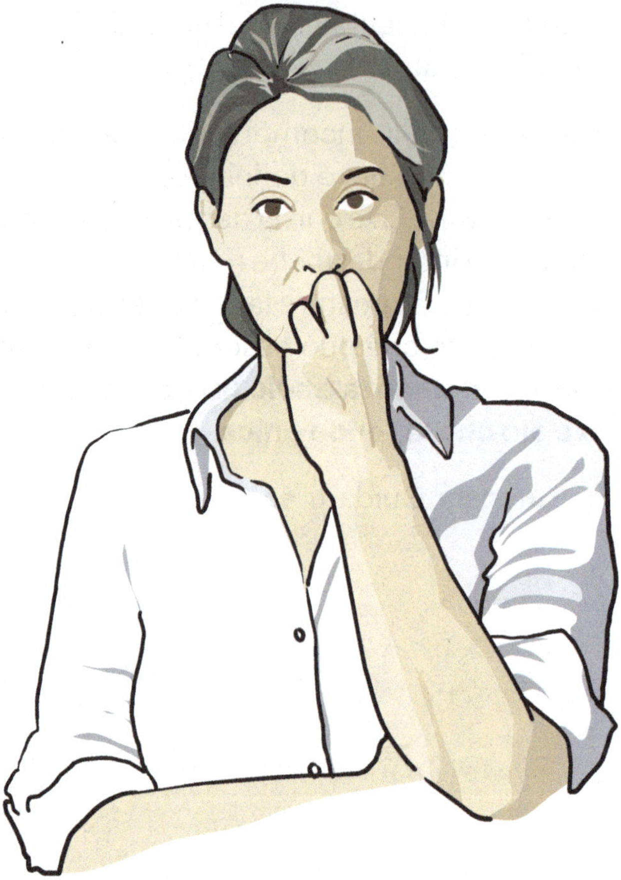

Si comincia.

È successo qualcosa.

Hai ricevuto una chiamata
preoccupata dal tuo migliore amico?

Vi è stato chiesto di riunirvi tutti a casa dei vostri genitori?

Stai ricordando quegli strani discorsi col tuo partner?

È per questo che siete seduti lì,

abbracciati, ad aspettare?

Qualcuno dirà che si tratta di demenza?

Cos’è un partner di cura

Le parole contano. Ecco perché la definizione di partner di cura è così importante da capire e perché la stiamo usando qui nella nostra Guida. Il partner di cura è un’evoluzione del termine spesso usato “caregiver” (chi dà assistenza). Questo suggerisce uno squilibrio nella relazione in cui la persona malata assume un ruolo più passivo.

Nel loro senso più ampio, entrambi i termini indicano l’azione di fornire a qualcuno assistenza e supporto nei compiti della vita quotidiana. Che si tratti di salute cagionevole, età avanzata, incidente o caduta, malattia mentale o, come in questo caso, una diagnosi di demenza.

Identificarsi come partner di cura trasmette immediatamente cooperazione e connessione, si è **partner nella cura**. Qui, l’attenzione si concentrerà su amici e familiari partner di cura, persone non retribuite che partecipano attivamente alla vita quotidiana di una persona affetta da demenza.

La demenza richiede grandi dosi di empatia e pazienza. Molto dipenderà dal tipo e dallo stadio della demenza, dal tuo rapporto con la persona amata e dalle relative dinamiche, nonché dalla tua situazione familiare e lavorativa. Come puoi immaginare, sarà un alternarsi di frustrazioni e gratificazioni, di tristezza e di gioia.

Come detto nella prima sezione, la demenza è progressiva. Può anche essere imprevedibile. Ciò significa che qualsiasi strategia o soluzione che ha funzionato un giorno potrebbe non funzionare il giorno successivo. Essere in grado di adattarsi e cambiare rotta sarà essenziale. Questo include inevitabilmente imparare dai propri errori così come dai propri successi. Ci saranno entrambi.

Non devi farlo da solo. Fare affidamento su altre persone della tua vita sarà inestimabile sia per te che per la persona che vive con la demenza. In questa sezione elencheremo una varietà di risorse a cui puoi rivolgerti per ottenere assistenza e sostegno.

Tipi di partner di cura

Ogni gruppo di partner di cura è diverso. Spesso sono coniugi, partner, figli, fratelli e sorelle, nipoti, amici intimi e anche vicini di casa. Si potrà creare qualsiasi combinazione dei partner di cura descritti di seguito.

Partner di cura principale

Fornisci un sostegno quotidiano in vari modi, che sia fisico, psicologico o emotivo. Il tuo intervento può andare dalla gestione della casa, alla cucina e alle pulizie, all'assistenza per il bagno, la vestizione, l'alimentazione e le medicazioni, o l'accompagnamento alle visite mediche e altre uscite. Aiuterai anche a prendere decisioni importanti e fornirai un ascolto compassionevole dei bisogni e delle preoccupazioni della persona di cui ti prendi cura.

Partner di cura secondario

Questa persona è di solito considerata una risorsa di riserva per il partner di cura principale. Può alleggerire il carico di lavoro la sera o nel weekend, fare le commissioni o aiutare in qualsiasi altra attività. I partner di cura secondari possono essere anche più di uno.

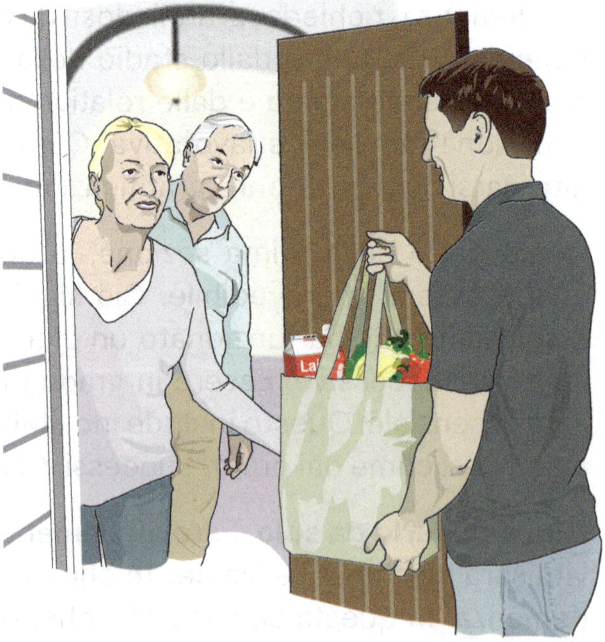

Partner di cura a distanza

Anche i partner di cura che vivono lontano possono dare una mano, ad esempio accedendo a risorse online o facendo una telefonata per fissare un appuntamento, pagando le bollette, se autorizzati, e organizzando servizi di pulizia, lavori di giardinaggio o consegna dei pasti. Sono tutte iniziative importanti che aiutano ad alleggerire il carico. Possono anche fornire supporto emotivo agli altri partner e alla persona con demenza attraverso regolari telefonate o videochiamate.

Partner di cura professionali

Se hai altri impegni, come un lavoro o dei figli di cui occuparti, può servirti aiuto per trovare un equilibrio tra le tue esigenze e quelle della persona con demenza. Come qualcuno qualificato che venga a casa tua per assisterti nelle faccende quotidiane o per farti compagnia. Puoi valutare sia le opzioni pubbliche che quelle private nella tua zona.

Partner di cura informali

Potrebbero esserci molti partner di cura nel tuo gruppo... vedili come un villaggio. Vicini premurosi che tagliano l'erba senza che ci sia la necessità di chiederlo, un amico che ti porta fuori a cena o un volontario che trascorre del tempo con la persona colpita da demenza. Sarà necessario un continuo confronto tra tutti voi per stabilire quale ruolo di partner assumere e come suddividere i compiti sulla base della vostra disponibilità, delle risorse, abilità o talenti. Questi cambieranno continuamente a seconda dello stadio della demenza e dei sintomi.

"La quercia è l'albero più forte della foresta, ma il salice si piega e si adatta. Quando sopraggiungono incendi e tempeste, è il salice a sopravvivere."

– Kara Barbieri

Diventare partner di cura

Amici e parenti sono di solito i primi a notare che le dimenticanze o i comportamenti strani diventano più frequenti. Questo dovrebbe indurre a rivolgersi a un operatore sanitario per avere delle risposte e **potrebbe essere l'inizio del tuo viaggio come partner di cura**.

Non lasciarti dissuadere da commenti di negazione come:

> *"Certo che me la ricordo. È solo passato tanto tempo."*
>
> *"Sono solo stanca. Domani starò meglio."*
>
> *"L'ho smarrito di nuovo. Non c'è bisogno di esagerare."*

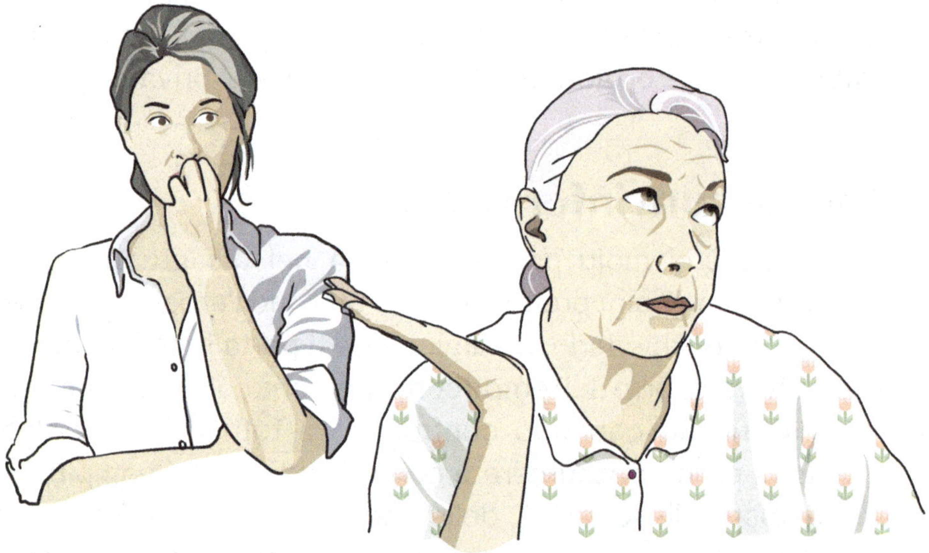

Poche cose sono in grado di sconvolgere il tuo mondo come la demenza. Ci sono alcuni fatti importanti da ricordare:

- La diagnosi è irreversibile.
- Alterazioni del ragionamento, del giudizio e cambi di personalità sono segnali significativi di demenza.
- Un comportamento problematico, parole o azioni offensive sono spesso il risultato dell'effetto della demenza sul cervello. Il tuo caro non è volutamente difficile, pigro o maleducato. Cerca di non prenderla sul personale.

Prendi atto delle tue emozioni

Proprio come ci sono varie fasi della demenza, ci sono diverse fasi emotive di fronte a questa diagnosi. Nessuno risponde allo stesso modo o le attraversa nello stesso ordine. **L'unica costante certa è che ogni giorno sarà diverso.**

Potresti provare:

- Abbandono e negazione quando la vita del tuo caro subirà cambiamenti fuori dal controllo di chiunque;
- Un'ondata naturale di empatia, compassione e tristezza;
- Frustrazione, rabbia e persino senso di colpa nel pensare a come questa diagnosi interferirà con la tua vita;
- Dolore anticipato perché qualcuno che ammiri o da cui dipendi per amicizia e amore sarà, per te, gradualmente perso. Un'inversione dei ruoli può essere difficile da accettare;
- Sgomento e risentimento se la tua relazione era complicata o fragile prima della diagnosi. Potresti avere un atteggiamento negativo che sarà difficile da superare, oppure vederla come un'opportunità per guarire una relazione conflittuale;
- Volere le cose come erano una volta. Avrai nostalgia dei momenti significativi passati insieme.

Hai diritto a tutti i tuoi pensieri e sentimenti. Nessuno è sbagliato e non c'è spazio per il giudizio qui.

Comunicazione

Le persone affette da demenza non ricordano che non possono ricordare. È una cosa che tu devi ricordare.

La natura stessa della demenza colpisce la capacità di organizzare i pensieri e di esprimerli a parole.

La comunicazione è il modo in cui riveliamo chi siamo, in cosa crediamo e che cosa ci rende felici o tristi. È il modo in cui condividiamo le nostre idee e storie sul nostro passato e presente, così come le nostre speranze e aspirazioni per il futuro.

È anche il modo in cui impariamo tutte queste cose sulle altre persone. Questo scambio è ciò che ci permette di connetterci l'uno con l'altro.

C'è una curva di apprendimento per tutte le persone che hanno a che fare con questa malattia. Come partner di cura, ti metterà alla prova, ma se lo consenti, potrebbe essere una lezione di vita duratura che ti metterà di fronte alle tue paure, e farà appello al tuo coraggio.

> "Ho imparato che le persone dimenticano quanto hai detto, dimenticano ciò che hai fatto, ma non dimenticano mai come le hai fatte sentire."
>
> — Maya Angelou

Stimoli verbali

Anche se può sembrare ovvio, i segnali verbali sono rivelatori. Tuttavia, per comunicare efficacemente, non importa quali parole dici, ma come le dici.

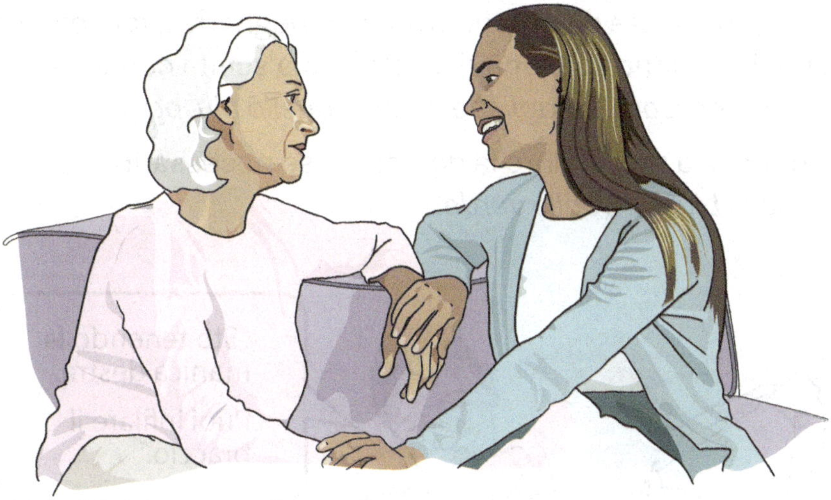

Utilizzati insieme, gli aspetti del discorso descritti di seguito possono trasmettere interesse o disinteresse, fiducia o incertezza, empatia o rabbia. Quando comunichi con la persona affetta da demenza, sii consapevole che questi elementi influiscono sul tuo scambio e su come il tuo messaggio viene ricevuto.

Tempi: regola il ritmo della conversazione per enfatizzare le parole chiave, così l'ascoltatore può assorbire e riflettere su ciò che dici.

Volume (alto o basso): mantieni un tono di voce uniforme ed evita di gridare.

Pause (lunghezza, numero): evita di divagare e di usare troppi riempitivi come "ehm" o "mmm".

Ritmo (velocità): parla lentamente e pronuncia le parole chiaramente per garantirne la comprensione.

Intonazione (aumento e riduzione del tono): il ritmo della tua voce può esprimere emozioni. Evita un eloquio monotono che può trasmettere noia.

Adotta queste tecniche utili:

- Stai sempre di fronte alla persona e resta nel suo campo visivo.
- Usa affermazioni verbali come *"Certo"* o *"Ho capito."*
- Fai domande aperte come *"Cosa posso fare per posso aiutarti?"*
- Quando queste diventano troppo impegnative, fai domande che richiedono solo una risposta o una scelta come *"Sì"* o *"No"*: *"Vuoi indossare il maglione verde o quello blu, oggi?"*
- Continua a riformulare la domanda, se necessario: *"Quello blu?", "Quello verde?"*

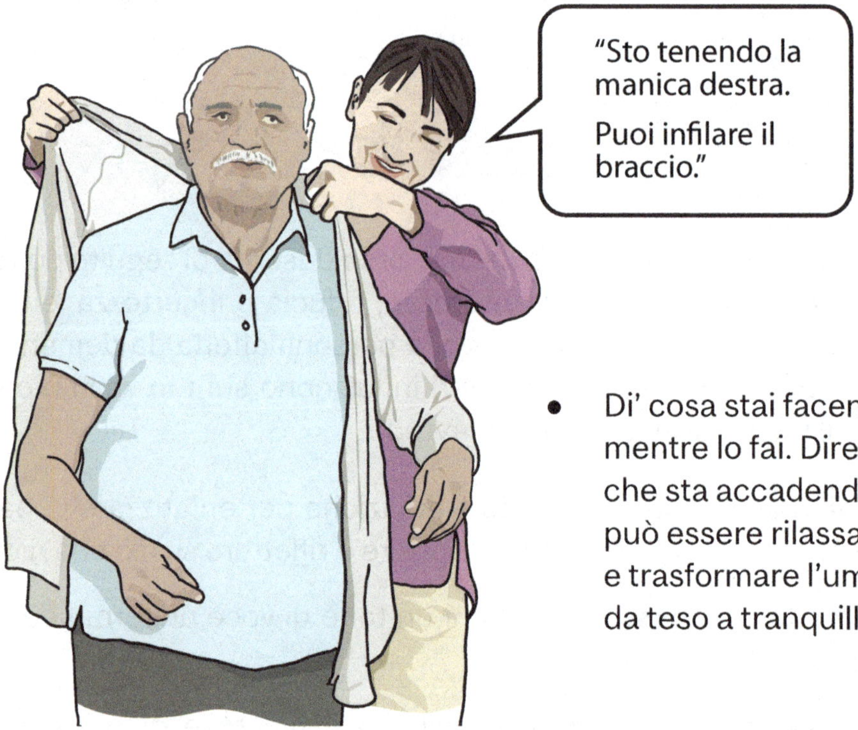

- Di' cosa stai facendo mentre lo fai. Dire ciò che sta accadendo può essere rilassante e trasformare l'umore da teso a tranquillo.

- Ripeti ciò che ti viene detto per mostrare che capisci:
- "Quindi mi stai dicendo che..."
- Usa frasi brevi e ripeti tutte le volte che serve.
- Dai istruzioni chiare e concise ed evita di fornire troppe informazioni in una volta sola.

Ascolto attivo

Anche se ben intenzionati, sperando di soddisfare rapidamente le esigenze della persona di cui ci si prende cura, essere pazienti non sarà sempre facile. In genere, una persona che vive con la demenza impiega più tempo per farsi capire.

Evita queste cattive abitudini di comunicazione:

- Interrompere. Chiunque si irriterebbe se fosse costantemente interrotto.
- Accelerare le conversazioni riempiendo i vuoti. Lascia alla persona con demenza il tempo necessario per rispondere.
- Dare la propria interpretazione di ciò che la persona intende prima che possa completare il suo pensiero.
- Dare giudizi affrettati o risposte impulsive.
- Correggere o contraddire quando il ricordo di una persona o di un evento è distorto.
- Usare frasi fatte o espressioni che possono confondere, come "andare a casa del diavolo" o "rompere il ghiaccio".
- Essere supponenti, parlare male o parlare sopra una persona con demenza. Sii sempre rispettoso.
- Rumori che causino distrazione, come radio o TV tenute ad alto volume, bambini vivaci o animali nella stessa stanza.

La verità è che i bisogni di chi vive con la demenza vengono prima dei tuoi quando occorre stabilire come comunicare efficacemente. La sua comprensione di ciò che sta accadendo intorno a sé e l'essere compreso hanno la precedenza. Un modo per evitare un potenziale conflitto è prendere una decisione importante: qualsiasi comportamento che non sia dannoso per lui/lei o per qualcun altro, **va bene**. Tenere a bada lo stress sarà sempre un beneficio per tutti.

Segnali non verbali

Sono tantissime le ricerche scientifiche da cui emerge che noi esseri umani "parliamo" tra di noi in svariati modi che non includono le parole vere e proprie. Alcuni studi suggeriscono che questo tipo di comunicazione conta circa per il 70%, mentre altri arrivano ad affermare che la comunicazione è al 93% non verbale.

La comunicazione non verbale non si ferma mai. Comprende le espressioni facciali, il contatto visivo, il linguaggio del corpo, la postura, il contatto fisico, i suoni e la vicinanza fisica.

Rimanere coinvolti e amichevoli aumenta le possibilità di una comunicazione positiva.

Consigli per comunicare con successo:

- Usa una voce piacevole. Non urlare da un'altra stanza.
- Mantieni il contatto visivo e pronuncia spesso il nome dell'altra persona.
- Offri conforto e affetto attraverso gesti di contatto gentili.
- Evita azioni ripetitive che scatenano reazioni avverse.

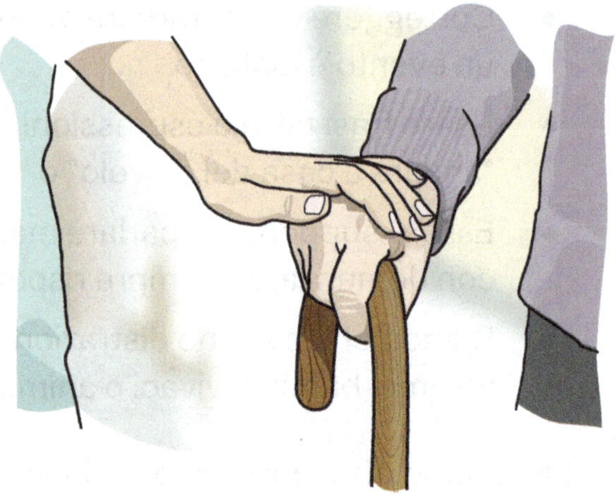

- Abituati ai momenti di silenzio.
- Assicurati che le tue parole corrispondano ai tuoi segnali non verbali.
- Accompagna le parole con gesti esplicativi. Per esempio, indica l'asciugamano e lo shampoo quando è ora di fare il bagno.
- Prendi atto delle sue emozioni. Tutti, demenza o no, vogliono sapere di essere ascoltati.

- Evita di alzare gli occhi, tenere le labbra serrate, aggrottare le sopracciglia o sbattere i piedi per esprimere la tua impazienza.
- Evita di arrabbiarti verbalmente con la persona che segui. Allontanati per un po' per riprenderti, se necessario.
- Ridi il più possibile. L'umorismo guarisce, unisce e consente di lasciare andare la tensione. Tutte cose buone.

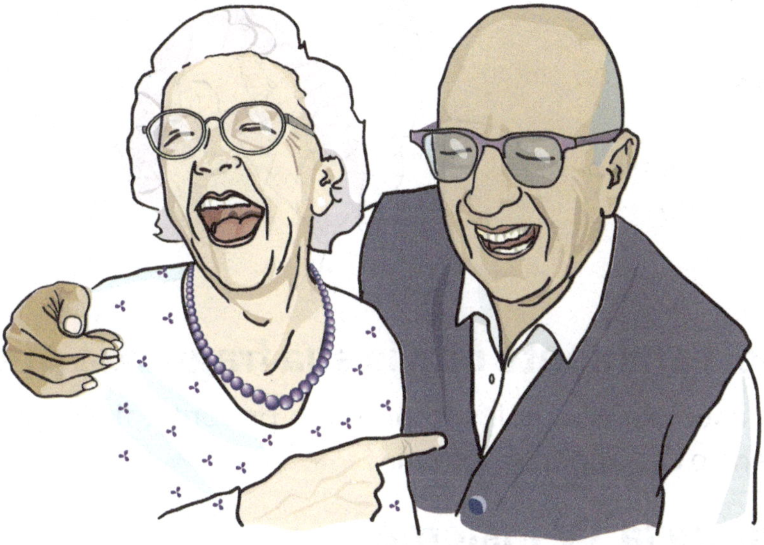

Col progredire della malattia, sarà importante imparare ad adeguare il proprio tono e le espressioni facciali.

Lavorare sulle tue competenze comunicative sarà importante quanto cercare di essere sulla stessa lunghezza d'onda con ciò che il tuo caro sta cercando di comunicare e come

Magari sta tentando di dirti che:

- Prova dolore fisico o disagio;
- È infastidito da rumori o luci forti;
- Ha fame, sete, si sente solo o si annoia;
- Deve andare al bagno o vuole coricarsi;
- Le sue scarpe o i vestiti sono scomodi;
- Sente troppo caldo o troppo freddo.

Suggerimenti aggiuntivi

Controllo della vista e dell'udito

Fissa dei controlli annuali dall'oculista o dall'audiologo. Se pertinente, assicurati che gli occhiali o l'apparecchio acustico funzionino correttamente.

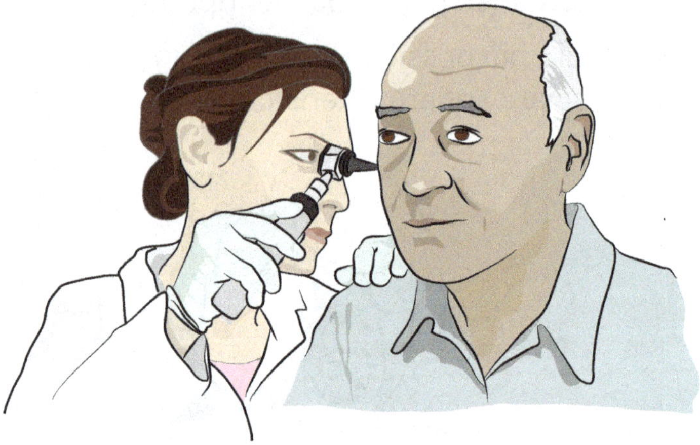

Riempi l'ambiente con la sua fragranza preferita

Stimola i suoi sensi con il suo profumo preferito, fiori, spray per la biancheria o cibi appena sfornati.

Guardate la TV insieme

Scegli i programmi che gli piacciono o che lo rilassano. Documentari sulla natura, commedie o film romantici sono generi adatti.

Leggete ad alta voce insieme

Scegliete un libro o un autore che vi piace. Anche l'ultima rivista di gossip potrebbe essere un diversivo divertente.

Ascoltate musica

Scegli un genere, un cantante o un gruppo preferito. Ascoltare musica che non gli piace potrebbe avere l'effetto opposto a quello desiderato.Ci vuole impegno per far funzionare qualsiasi relazione. Come partner di cura, dedicare una quota extra delle tue energie a capire i segnali verbali e non verbali aiuterà a consolidare il vostro legame e la fiducia tra di voi. Detto questo, nessuno è perfetto. Molto probabilmente attraverserai momenti di noia o di ostilità. Perdonati. Domani è un altro giorno.

Affrontare dinamiche personali complicate

Che si tratti della famiglia in cui sei nato o di quella che hai scelto, farne parte regala tantissime cose meravigliose: amore, amicizia, appartenenza e accettazione. Sono i tuoi datori di verità, i tuoi critici, i tuoi maestri e i tuoi pari. Sono casa.

Tuttavia, quando si affronta una situazione come la demenza, possono sorgere conflitti e tensioni. Ognuno di voi apporta il proprio corredo di valori e questo può creare un ventaglio di emozioni che mette alla prova il gruppo dei partner di cura.

Ciascun componente della famiglia potrebbe:

- Elaborare la diagnosi diversamente.
- Interpretare la definizione di "partner di cura" diversamente.
- Stabilire quale sia la giusta "soluzione" diversamente.
- Affrontare la comunicazione sull'argomento diversamente.
- Permettere che le diverse relazioni con la persona affetta da demenza e tra gli altri familiari influenzino le decisioni.
- Lasciare che rivalità tra fratelli, gelosia, risentimento o favoritismo riemergano e avere punti di vista divergenti.

In altre parole, tutti hanno un bagaglio. Questo è un territorio inesplorato e il modo in cui vi farete strada sarà diverso.

Come ridurre i punti di vista contrastanti

Convoca una riunione e coinvolgi anche la persona affetta da demenza. Sarà fattibile se è ancora nella prima fase della diagnosi. Fai in modo che al tuo caro sia data tutta l'attenzione del caso e che possa esprimere le sue preferenze sulle cure, su chi coinvolgere, sulla casa di famiglia, sull'assistenza esterna o su tutto ciò che riguarda la sua malattia. Anche se sarà più difficile nella fase intermedia o avanzata, puoi comunque provare ad ascoltare le sue richieste.

Assicurati che tutti rispettino il più possibile il desiderio della persona con demenza. Questo potrebbe inizialmente allineare gli sforzi di tutti. Si spera che siate tutti d'accordo nel volere la migliore assistenza possibile per il vostro caro.

Mantieni tutti aggiornati per evitare che alcuni possano provare risentimento o sentirsi offesi. Permetti a tutti di avere il proprio turno per rispondere senza essere interrotti.

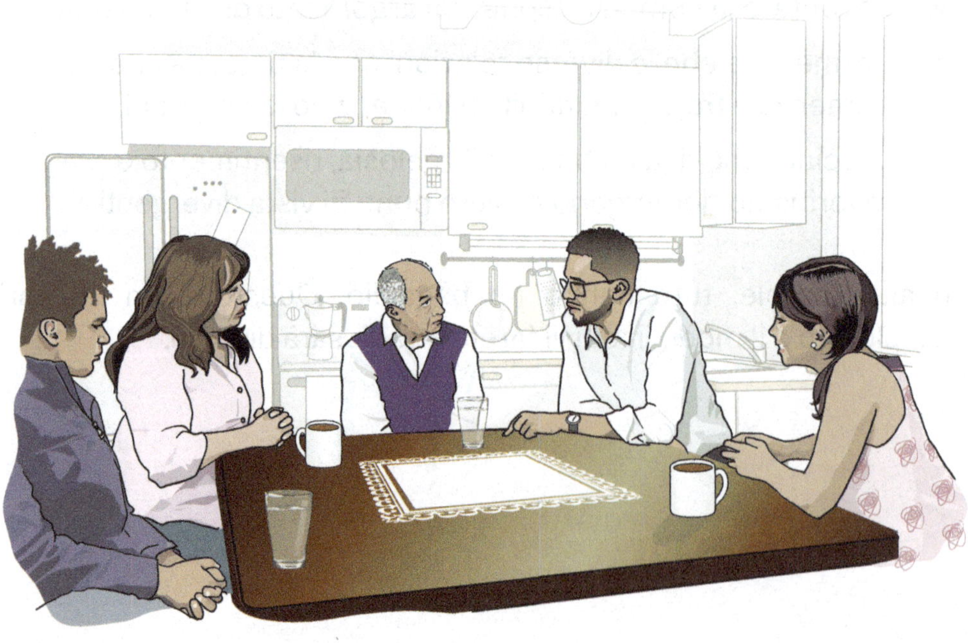

Gli argomenti condivisi potrebbero includere:

- Risultati dell'ultima visita medica e i nuovi trattamenti raccomandati;
- Commenti della persona affetta da demenza sui suoi bisogni o preoccupazioni riguardo alla progressione della malattia;
- Costi delle spese legali, finanziarie, mediche o domestiche;
- Proposte per assumere un partner di assistenza professionale, un infermiere tuttofare o un servizio di pulizia;
- Trasferire la persona dalla sua casa a una struttura residenziale o di assistenza a lungo termine.

Accettate ciò che non potete cambiare. Non perdete tempo ed energie a discutere. Niente è assoluto e data la natura della sindrome, le cose si evolvono costantemente, compreso il modo in cui ognuno si adatta alla situazione.

Come suddividere equamente le responsabilità tra i partner

La realtà è che probabilmente non è possibile. **Qualcuno si farà sempre avanti e farà di più** e assumerà il ruolo di partner di cura principale. Può dipendere dal tipo di relazione, dalla vicinanza fisica, da questioni economiche, da chi può inserire più facilmente questo incarico tra i propri impegni e da chi può affrontare emotivamente le difficoltà di prestare assistenza a una persona colpita da demenza.

Detto questo, **sii preciso nelle richieste di aiuto**. Fai una lista e distribuiscila a tutti. Lascia che prendano l'iniziativa e scelgano i compiti che vogliono svolgere. Rivedi e correggi l'elenco con regolarità. Sii flessibile e accomodante. Se sei solo, cerca i servizi sociali locali che possono fornire assistenza.

Stabilire delle routine

Ognuno affronta la vita quotidiana in modo diverso. Ti piace avere una routine o preferisci essere spontaneo? Quando si decide di essere un partner di cura, **si opta sempre per la routine**. Ti aiuterà a strutturare la tua settimana, la tua giornata o anche una singola ora, oltre a fornire un programma affidabile per la persona affetta da demenza. Meno congetture e più preparazione porteranno spesso al risultato desiderato.

Semplificare le comunicazioni tra i partner di cura:

- Usa un'agenda con copertina rigida per annotare le attività quotidiane. Discutine con i tuoi familiari e chiedi il loro parere.
- Scopri i calendari online per più persone. Usali per delegare i compiti, ridurre il numero di messaggi, e-mail o chiamate individuali e semplificare la condivisione delle informazioni.
- Crea una chat di gruppo. È un modo veloce per segnalare qualsiasi cambiamento dell'ultimo minuto o per fare una domanda.
- Crea una lista di distribuzione via e-mail con i contatti di tutti. Questa potrà essere usata anche per condividere allegati di documenti più corposi.
- Crea un gruppo di videoconferenza online. Organizza chat settimanali per scambiare informazioni e modificare i turni o le attività da svolgere in base alla disponibilità.

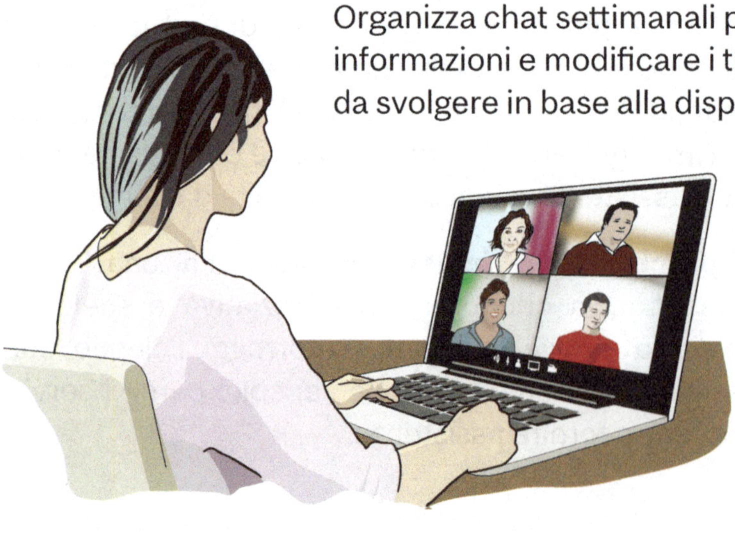

- Organizza incontri dal vivo, magari condividendo un pranzo o una cena per favorire il contatto e il supporto faccia a faccia in un ambiente più rilassato. Aiuta il morale e offre uno spazio sicuro in cui potersi sfogare con persone del proprio gruppo.
- Prendi un caffè, l'altro gruppo alimentare essenziale. Puoi organizzare brevi videochiamate durante le pause.
- Costruisci la fiducia. Sii aperto alle opinioni e agli impegni altrui. A volte, potresti dire "No" o accettare un "No" da qualcun altro. Crea uno spazio in cui questo sia accettabile.
- Mantenete il più possibile la parola data. Attenetevi alla filosofia del "pensa ciò che dici e di' ciò che pensi". Se fate affidamento l'uno sull'altro per far funzionare il tutto, nessuno può tirarsi indietro troppo spesso dalle proprie responsabilità.

Suggerimenti per semplificare la routine della persona colpita da demenza

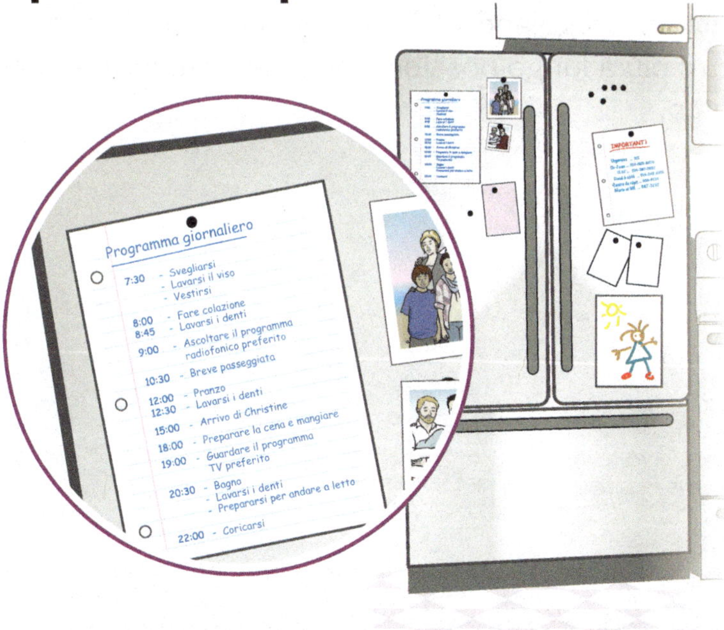

Programma le stesse attività alla stessa ora ogni giorno. Sapere cosa e quando aspettarsi qualcosa crea stabilità e promuove un senso di realizzazione, per la persona con demenza, quando viene portata a termine come previsto.

Fissare obiettivi quotidiani e seguire procedure definite va d'accordo con il nostro orologio biologico. Come molti di noi, una persona con demenza si sveglia, mangia, fa esercizio e si corica più o meno sempre alla stessa ora. Le persone affette da demenza possono aggrapparsi a questa riserva di memoria per molto tempo e trovare confortante la routine.

Conosci le sue abitudini. Più sei coinvolto nelle attività quotidiane, più sarai in sintonia con le sue abitudini. Forse gli piace fare colazione prima di vestirsi o preferisce lavarsi i denti prima della doccia. Questo lo farà sentire in controllo, ridurrà lo stress e gli mostrerà che rispetti le sue scelte.

Sii premuroso. Quando dai una mano nella routine personale, entrambi potreste provare imbarazzo. Nessuno si aspetta di aver bisogno di assistenza per compiti banali come vestirsi o lavarsi la faccia.

Aiutare una persona con la demenza significa migliorare la sua qualità di vita incoraggiando la sua fiducia in sé stessa e la sua indipendenza il più a lungo possibile, più che scegliere le scarpe o il maglione giusto.

Vestirsi

Avere un bell'aspetto significa sentirsi bene, che si tratti del tuo abito più elegante o di una confortevole tuta per stare in salotto.

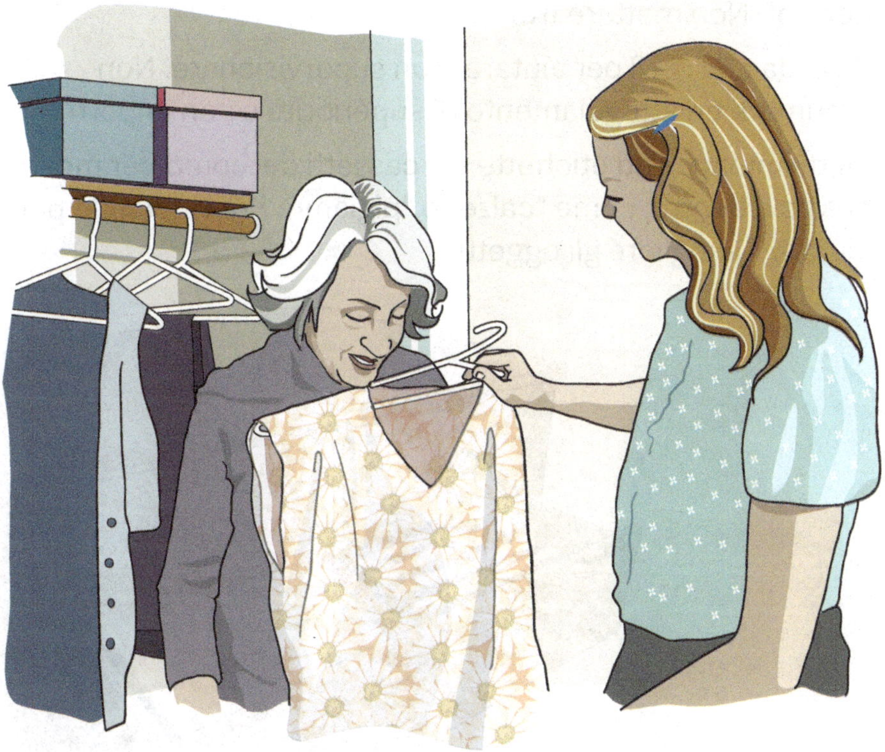

Consigli per rendergli più facile indossare "l'abito adatto":

- Chiedigli cosa vuole indossare.
- Suggerisci un abbigliamento in base alle cose da fare o al meteo.
- Prepara i vestiti in ordine di priorità, iniziando dall'intimo, le calze, i pantaloni e il sopra.
- Dagli due opzioni e lascia che scelga.
- Combina segnali verbali e non verbali, ad esempio puoi indicare l'armadio e dire: "Scegliamo qualcosa da mettere".

- Incoraggialo a fare il più possibile da solo prima di intervenire per aiutarlo: "Ce la fai". Forse ha solo bisogno di essere abbottonato.
- Aiuta a piccoli passi. Passagli un capo d'abbigliamento alla volta con istruzioni chiare per ciascuno: "Infila il braccio qui dentro". Non mettere fretta.
- Ricorda che sei lì per aiutare, non supervisionare. Non assumere un atteggiamento di superiorità e non importi.
- Metti immagini ed etichette sui cassetti del comò per mostrare cosa c'è dentro, come "calze" o "pigiami". Puoi indicarle per aiutare a scegliere gli oggetti.

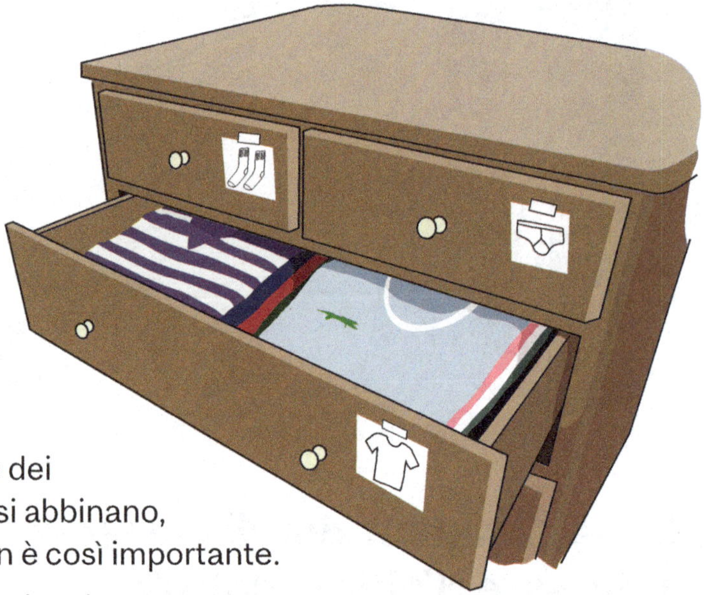

- Quando sceglie dei vestiti che non si abbinano, lascia stare. Non è così importante.
- Se ne ha voglia, aiuta la persona a fare una cernita del guardaroba e a eliminare tutti i capi che non indossa più. Riordinare renderà più semplice la routine di vestirsi.
- Togli dall'armadio i vestiti fuori stagione per evitare discussioni, ad esempio sull'indossare il cappotto d'estate.
- Se c'è poco spazio, dividi l'armadio per stagioni. Usa i sacchetti per tenere gli indumenti invernali fuori dalla vista durante l'estate e viceversa.

Cura della persona

La cura di sé è come il tiramisù. Chi non si sente meglio con i capelli appena lavati, la barba rasata o un filo del proprio rossetto preferito?

Migliora l'umore con questi consigli:

Rinforza un'immagine positiva facendo complimenti sinceri: *"I capelli ti stanno benissimo con la riga di lato così"*.

Rendi la cura di sé un'uscita speciale quando possibile. Prenota appuntamenti dal barbiere o dal parrucchiere. Ricorda di usare anche i segnali non verbali, indica il viso o i capelli con una frase positiva come ad esempio: *"È venerdì mattina, è ora di farci ancora più belli"*.

Considera l'uso di servizi a domicilio se andare in questi posti provoca più ansia che felice attesa.

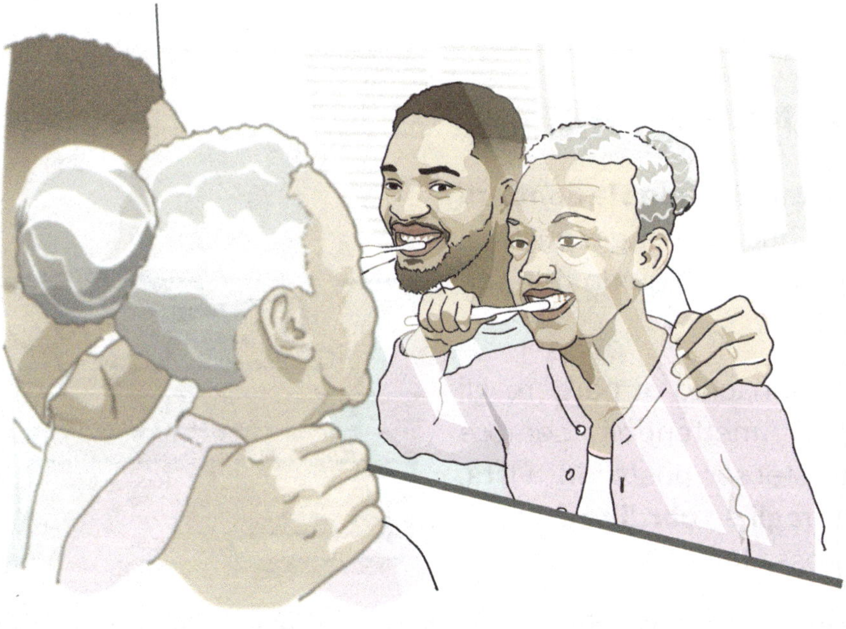

Cura della persona per due. Si dice che l'imitazione sia la forma più sincera di adulazione. Se è il caso, pettinati, tagliati le unghie, lavati i denti o metti l'ombretto insieme a lui o lei come incoraggiamento quotidiano: *"Lo sto facendo anch'io"*.

La familiarità genera comfort. Tutti abbiamo i nostri saponi, creme, schiuma da barba o dopobarba preferiti. Attieniti alle marche che conosce. Coinvolgere i sensi può incoraggiarlo a continuare a prendersi cura di sé.

Stabilisci un contatto visivo e guida delicatamente le sue mani quando l'aumento dei sintomi rende più difficile eseguire questi compiti. Sii il suo fan numero uno. Di': "Guarda che bel sorriso" mentre lo aiuti a lavarsi i denti.

Di' esattamente cosa stai facendo: *"Ora mi chinerò per infilare la tua gamba nei pantaloni".*

Esplora i siti online per trovare strumenti utili quando la ridotta mobilità diventa un problema, come tagliaunghie con base antiscivolo, spazzolini da denti adattivi, asciugacapelli con spazzole integrate o rasoi elettrici da far usare al partner di cura.

Consigli aggiuntivi

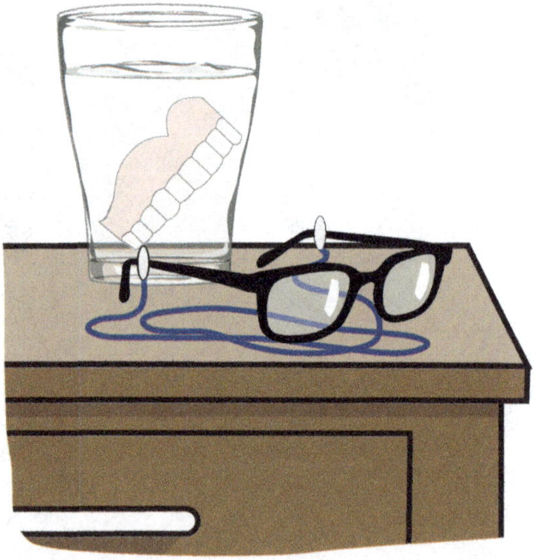

Assicurati che **tolga la dentiera** e che questa venga pulita e immersa in un liquido durante la notte.

Riduci il rischio di perdere gli occhiali mettendoli sempre nello stesso posto in vista. **Procuragli un cordino** in modo che possa tenerli al collo.

La persona colpita da demenza può affezionarsi a uno stile o a un vestito e rifiutare di indossare qualsiasi altra cosa. In tal caso, considera l'acquisto dello stesso vestito, magari in colori diversi, ma scegli sempre maglie ampie, pantaloni con elastico in vita e scarpe senza stringhe.

Lavarsi

Un bagno o una doccia sono di solito associati a una parte piacevole della giornata. Detto questo, aiutare una persona cara a fare il bagno può non essere facile, soprattutto se questa persona è il proprio coniuge, genitore o nonno. Espone qualcuno in modo molto intimo. Sii paziente ed empatico, e spiega che sei lì per garantire la sua sicurezza.

In base allo stadio della demenza, ciò che ti viene richiesto potrebbe essere solo un aiuto per coordinare il tutto. Più avanti, potrebbe essere necessario fornire maggiore assistenza o valutare di farsi aiutare da professionisti esperti che possono fare il bagno o la doccia in modo sicuro al tuo caro.

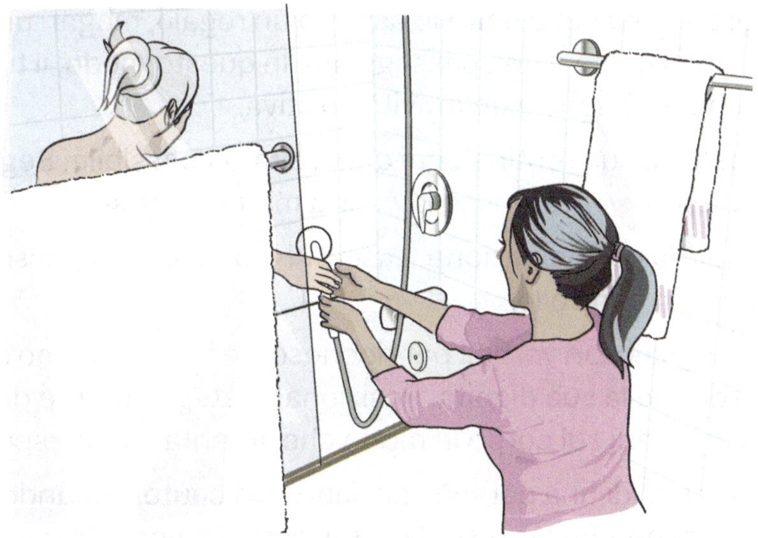

La sicurezza prima di tutto:

- Non lasciarlo mai solo durante il bagno quando entra nella fase intermedia della demenza.
- Controlla la temperatura dell'acqua per evitare infortuni.
- Usa un gradino antiscivolo per aggiungere qualche centimetro di altezza, rendendo più facile entrare e uscire dalla vasca.
- Usa un soffione a mano per un maggiore controllo del flusso d'acqua e per aiutarti a lavare le zone difficili da raggiungere.

Stabilire delle routine

Consigli per un bagno col sorriso:

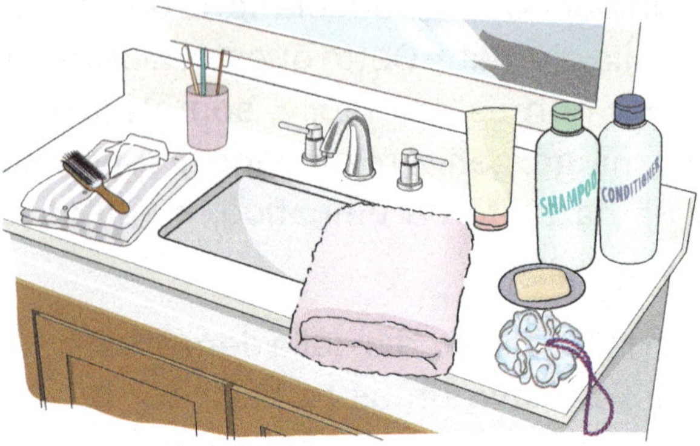

- Riunisci prima tutto il necessario, come sapone, shampoo, salviette, asciugamani e crema idratante.
- Assicurati che il bagno sia rilassante, con la giusta temperatura e un'illuminazione soffusa.
- Incoraggialo a partecipare con una canzone o una storia.
- Digli che una volta finito lo aspetta un regalo, magari una merenda dolce o una passeggiata. In questo modo, il tuo caro assocerà il bagno a un'attività positiva.
- Rispetta la sua routine ogni qual volta sia possibile. Segui le sue indicazioni se preferisce lavarsi la mattina o la sera.
- Stimola la partecipazione. Lascia che faccia il più possibile per sentirsi in controllo.
- Usa segnali non verbali per riconoscere il suo bisogno di preservare la sua dignità. Posiziona strategicamente degli asciugamani sul corpo in modo che si senta meno esposto.
- Se si tratta di una persona anziana, usa cautela quando la asciughi perché la sua pelle è delicata. Tamponala con la salvietta invece di strofinare.

Se la persona affetta da demenza non vuole fare il bagno, preserva la sua sensibilità con un accappatoio, chiudi la porta e le tende. Usa un incoraggiamento positivo per farlo sentire in grado: "Usare il bagnoschiuma così è una grande idea. Lo farò anch'io".

Su Internet si trovano moltissimi **strumenti utili** per facilitare il bagno. Ci sono shampoo secchi, salviette detergenti monouso per il corpo, guanti da bagno ipoallergenici pre-umidificati o mantelline da bagno facili da usare.

Bagno e incontinenza

Da piccoli, i nostri genitori ci dicevano che alcuni argomenti erano privati, come quello che succede in bagno. Una nozione che le passate generazioni hanno conservato in età adulta, ed è per questo che ancora oggi andiamo a "incipriarsi il naso" o a "rinfrescarci".

Immaginate come ci si deve sentire a perdere il controllo di queste funzioni corporee. L'incontinenza può portare a discorsi imbarazzanti sulla necessità di cambiare la biancheria intima, i vestiti o le lenzuola e richiedere bagni o docce non previsti.

Consigli per dare una mano in bagno:

Tieni la porta del bagno aperta. Indicala ogni tanto per vedere se ottieni una reazione affermativa.

Tieni sgombro il percorso verso il bagno. Nel caso si verifichi una situazione di "urgenza", in questo modo sarà più facile raggiungerlo.

Prevedi regolari visite al bagno. La mobilità ridotta può rendere più difficile arrivare in bagno in tempo. Aiutalo ad andare in bagno al mattino e poi ogni due ore, dopo i pasti, prima delle uscite e subito prima di andare a letto.

Non farlo bere prima di coricarsi. Evita le bevande che aumentano la produzione di urina o che contengono caffeina, compresi alcol, caffè, tè o bibite gasate.

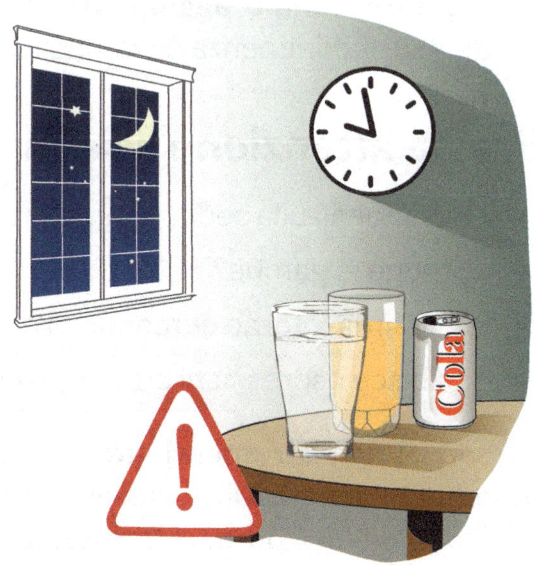

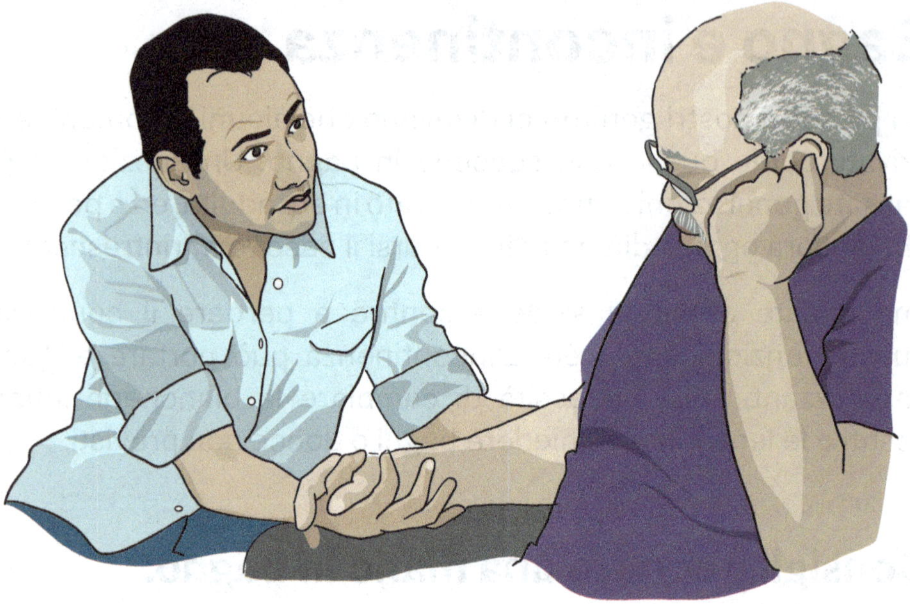

Scopri se ha qualche disagio o dolore. Indica lo stomaco, i fianchi o la schiena per cercare di localizzarlo.

Prenota una visita dal dottore. Gli esami escluderanno debolezza dei muscoli pelvici, infezione del tratto urinario, ingrossamento della prostata, emorroidi o costipazione cronica. Potrebbero servire dei farmaci. Altrimenti, un colloquio con il medico potrà offrire altre soluzioni.

Inserisci del tempo aggiuntivo nei tuoi orari, nel caso in cui gli incidenti di incontinenza diventino la quotidianità.

Presta attenzione a segnali non verbali come:

- Si dimena sulla sedia o cammina avanti e indietro?
- Stringe le gambe?
- Si guarda intorno cercando di capire dove si trovi il bagno?
- Esibisce espressioni che segnalano disagio fisico?

Ci sono molti **strumenti utili** per questa situazione, come slip assorbenti per adulti, cuscini impermeabili, detergenti senza risciacquo, bidet portatili, protezioni impermeabili per materassi e creme protettive per la pelle.

"I pasti migliori sono quelli preparati da mani amorevoli."

— Ken Poirot

Pasti

Pensa al tuo tavolo da cucina. È un tavolino rotondo da bistrò per due persone? O uno lungo rettangolare da otto? Questo umile mobile è il luogo in cui hai festeggiato traguardi, fatto i compiti, giocato e passato del tempo: a pranzo, cena, merenda. E una persona con demenza apprezza quei momenti tanto quanto te.

L'ora dei pasti potrebbe diventare una sfida con il progredire della malattia. Mangiare sano e rimanere idratati è importante per tutti, specie per una persona affetta da demenza, perché aumenta la sua energia, e le sostanze nutritive aiutano a tenere a bada altre malattie.

Consigli utili per i pasti

A tutto vapore. Ama cucinare? Sostieni l'indipendenza del tuo caro facendolo partecipare alla preparazione dei pasti: "Ti va di cucinare insieme le tue deliziose lasagne?" Sarà sufficiente restare in cucina e aiutare.

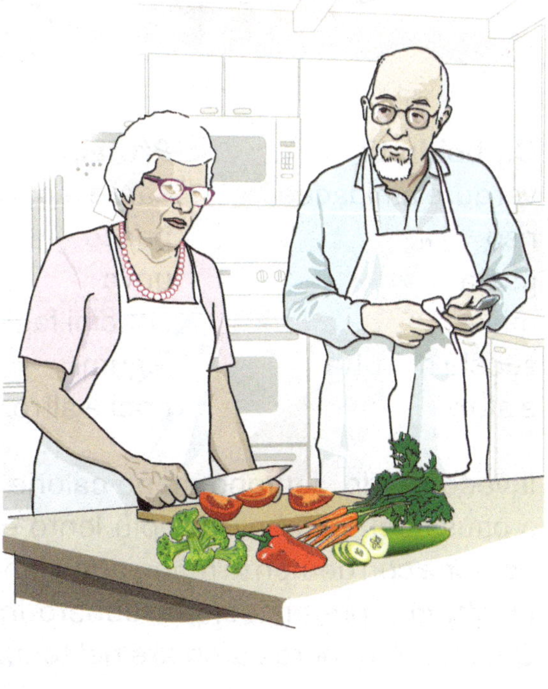

Sotto a chi tocca. Coinvolgilo nella preparazione: tagliare le verdure, prendere le ciotole, o impanare il pollo. Questo mostrerà che apprezzi il suo contributo.

Dimensione social. Cucinare insieme può approfondire la vostra connessione, darvi del tempo per recuperare il vostro rapporto e aumentare la soddisfazione di mangiare ciò che avete preparato insieme.

Rendilo facile. In cucina, dagli un solo compito alla volta per evitare che si senta confuso o sopraffatto.

Sedetevi e condividete il pasto. Questo potrebbe anche incoraggiarlo a mangiare di più. Mantieni l'atmosfera rilassata e non fare pressione perché mangi a una data velocità.

Una dieta sana e bilanciata include quanto segue:

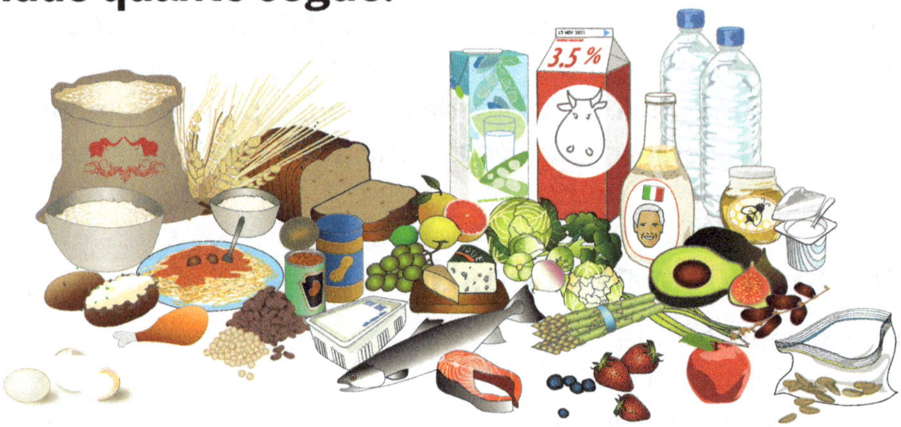

Carboidrati:	**Proteine**:	**Fibre**:
verdure amidacee	carne e pollame	alimenti integrali
riso	pesce	noci
pasta	uova	semi
miele	latticini fagioli	fagioli
succhi di frutta	legumi	frutta e verdura
e altro	noci e altro	e altro

Invecchiando, servono meno calorie per mantenere il proprio peso, a causa del metabolismo più lento e della minore attività fisica. Le persone con demenza mangiano meno, quindi assicurati di preparare i piatti che preferisce, potrebbero incoraggiarlo a mangiare di più. Questi potrebbero cambiare nel tempo, pertanto verifica spesso.

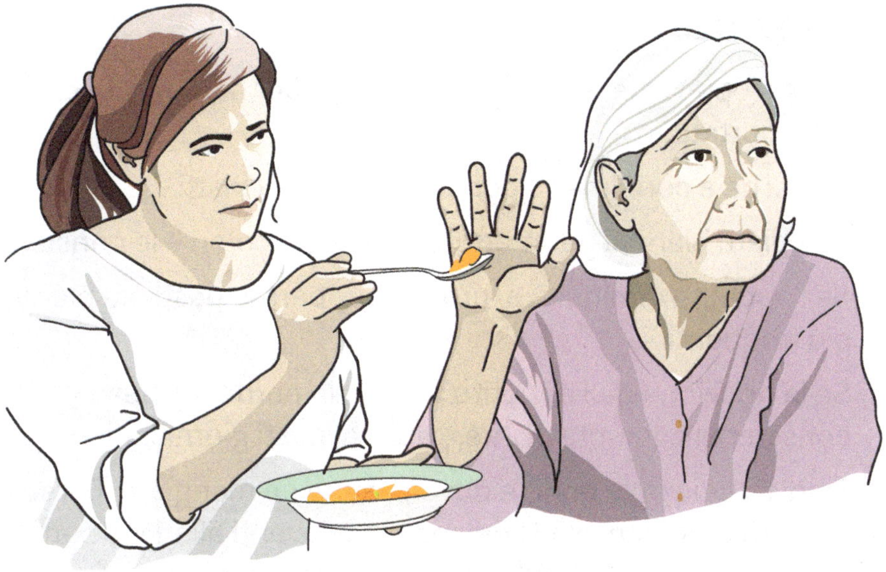

Attento ai segnali non verbali:

- Un broncio significa che il cibo è troppo caldo o troppo piccante?
- Un “blah” significa che non gli piace il sapore?
- Passare la lingua sui denti significa che un frammento di cibo è incastrato?
- Un sorriso significa che gli è piaciuto e che dovresti rifarlo?
- Allontanare il piatto significa che non gli piace, che è sazio o che preferirebbe mangiare più tardi?
- Seguire il piatto con gli occhi dal fornello al tavolo indica che ha fame o è ansioso?
- Indicare un piatto significa che ne vuole ancora?

Comunica con i tuoi segnali:

- Chiedi *“Ti piace/non ti piace?”* indicando ogni elemento del piatto.
- Assaggia tu stesso il cibo per verificare quanto è caldo, piccante, acido o dolce.
- Digli cosa sta mangiando. Indica il cibo ed emetti suoni piacevoli come *“Mhmm.”*

Consigli utili:

- Evita troppo sale o zucchero. Tieni la zuccheriera e la saliera fuori portata.
- Usa erbe e condimenti per dare sapore ai piatti.
- Usa piatti bianchi per mettere in risalto i colori e le consistenze.
- Se l'appetito diminuisce, prova a preparare pasti più piccoli e più frequenti.
- Se la riduzione dell'appetito porta alla perdita di peso, considera l'aggiunta di integratori ai pasti giornalieri.
- Tieni traccia di quando e dove preferisce mangiare. Forse ha sempre pranzato alle 11 del mattino davanti alla TV e cenato al tavolo della cucina. Fallo sedere al suo solito posto. Questo lo incoraggerà a mangiare di più.
- Includi degli stuzzichini e metti via le posate. Questo può convincerlo a mangiare più spesso.
- Se non finisce il pasto, offrigli degli spuntini nutrienti durante il giorno. Lasciali in giro e ben visibili. Indicali di tanto in tanto.

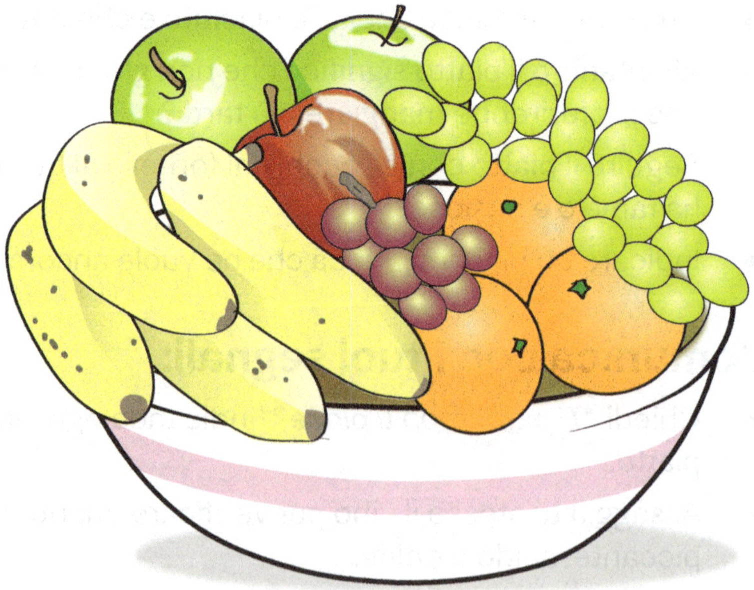

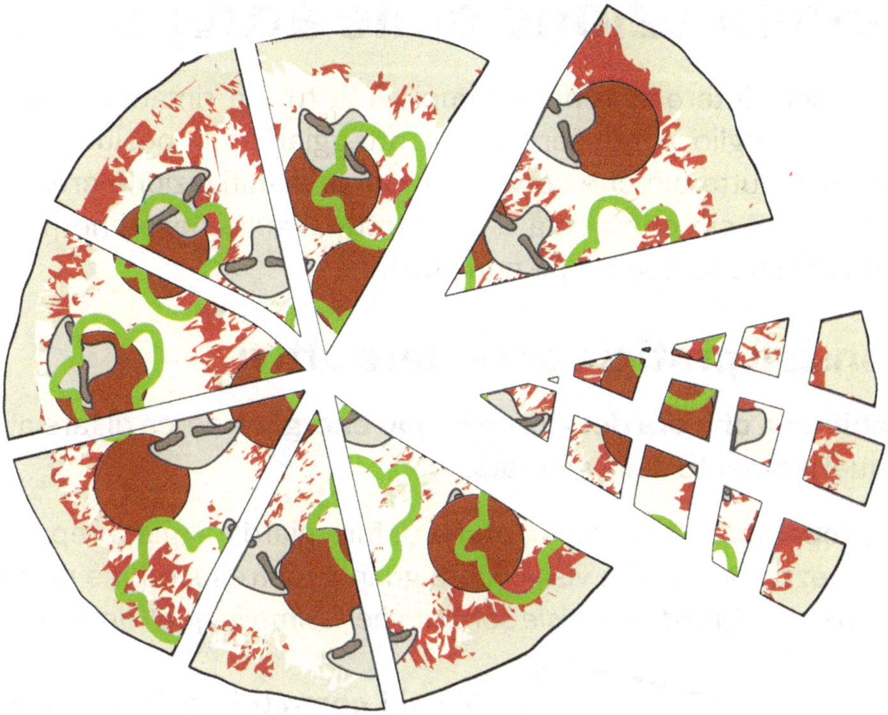

- Taglia il cibo in bocconi di dimensioni gestibili. Una pizza è una pizza, comunque la si tagli.
- Non reagire negativamente se rovescia cibo o bevande. È successo. Apprezza semplicemente che stia mangiando.
- Prepara insieme anche i pasti successivi per risparmiare tempo e fatica.
- Incoraggialo a bere acqua durante il pasto, anzi per tutto il giorno. Usa la sua tazza preferita. Anche zuppe, succhi di frutta e tisane sono considerati fonti di liquidi.
- Se la deglutizione diventa un problema, opta per cibi più morbidi o usa un frullatore o un robot da cucina.
- Crea un ambiente che gli piaccia: preferisce una musica di sottofondo o il completo silenzio?
- Controlla regolarmente il frigorifero per verificare che non ci siano cibi avariati o scaduti.

Pianificazione delle attività

Mantenere interessi e passatempi aiuta tutti a rimanere più attivi, dormire meglio e conservare un atteggiamento positivo. Con la demenza, tutto ciò che serve è un po' di pianificazione creativa da parte tua. E ciò che conta è concentrarsi sulle cose che può fare piuttosto che su quelle che non può fare.

Consigli pratici per restare attivi

Stabilisci a che ora del giorno ha più energia e cerca di fare attività in quel momento della giornata.

Sii preparato. Ad esempio, prima di fare giardinaggio, prepara tutti gli attrezzi come indizi visivi. Metti guanti, rastrello, tubo e pale in un posto e di': *"Queste ortensie saranno bellissime in quell'angolo"*.

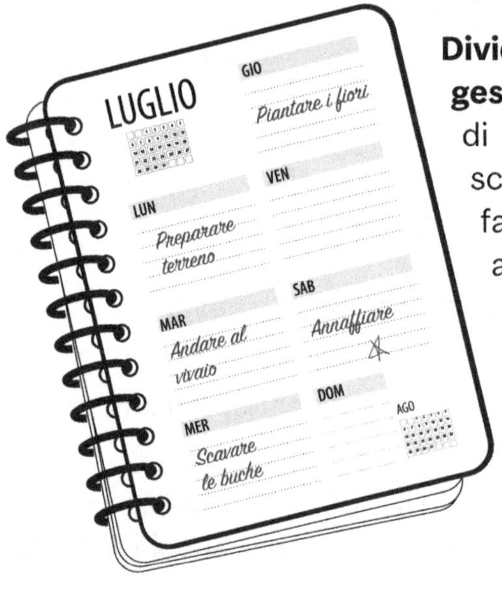

Dividi i compiti in azioni giornaliere gestibili. Ogni giorno puoi fare una di queste cose: andare al vivaio a scegliere i fiori, dissodare il terreno, fare buche, piantare i fiori e aggiungere il pacciame.

Pianifica attività settimanali, ad esempio cura, potatura e irrigazione delle piante, del prato o delle siepi. Questo aiuterà a mantenere acceso l'interesse.

Impara ad adattarti. C'è sempre un modo. Quando diventa più impegnativo, usa sgabelli da giardinaggio o tappetini per le ginocchia per aiutarlo. Questo promuoverà un senso di importanza e di scopo.

Pedala se ama la bicicletta. Avvisa che si esce indicando i caschi o le giacche. Quando l'equilibrio diventa un problema, considera le ruote stabilizzatrici o le biciclette a tre ruote per adulti.

Sii il partner di cura simpatico. Scarica giochi per il computer o il telefono per creare momenti di svago e divertimento frequenti.

Col diminuire di forza e flessibilità, scopri gli esercizi che si possono fare sulla sedia, a letto o in piscina. Fate insieme i movimenti o aiutalo a muovere gambe e braccia in varie posizioni. Questo farà sì che i muscoli siano impegnati e stimolati.

Rivisitate i suoi posti preferiti

Fare qualcosa di memorabile dà a una persona affetta da demenza, anzi a tutti noi, uno scopo. Chiedi cosa gli piacerebbe fare; potrebbe esserci qualcosa che gli manca e che lo renderebbe felice.

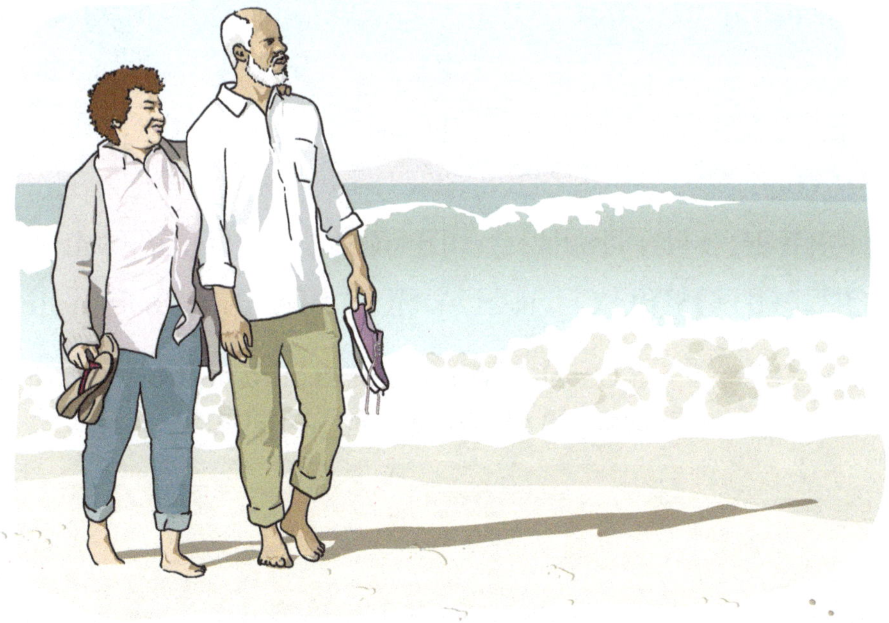

Sedetevi sulla panchina del parco, sotto un albero, con la giusta quantità di ombra: *"Quindi è qui che venivi il sabato mattina."*

Andate alla caffetteria che serve le migliori focacce ai mirtilli: *"Sembra che tutti ti conoscano qui"*.

Visitate il suo luogo di preghiera per un po' di conforto e senso di pace. Potrebbe anche essere un'occasione per socializzare con vecchi amici.

Andate a fare un giro in macchina su una strada che conosce. Digli che ora hai capito perché la zona gli è sempre piaciuta.

Sii aperto alle sue idee e sii spontaneo. Sii entusiasta se ti suggerisce qualcosa di nuovo.

Suona i classici. La musica può evocare molti bei ricordi e crea un'atmosfera divertente e rilassante per tutti.

Qualunque cosa faccia, lodalo per esserci riuscito e per averci provato quando inciampa o non ce la fa.

"La mia speranza per il futuro è una maggiore cura, compassione e comprensione. Le persone colpite da demenza non hanno scelto questo percorso. Quelli di noi che vivono con essa affrontano un giorno alla volta, godendosi i bei giorni rimasti e conservando i ricordi speciali".

— Carol-Ann, partner di cura di suo marito Stan, Società Alzheimer del Canada

Comportamento difficile

La demenza è un po' come le stagioni. Con il mutare delle condizioni atmosferiche, ci si adatta. Si passa dai cappotti alle magliette. I pensieri di un pomeriggio trascorso a leggere, avvolti in una calda coperta, si trasformano nel desiderio di fare una passeggiata in giardino.

Quando ti prendi cura di una persona con demenza, **devi adattarti anche al mutare dei suoi sintomi**. Ci sono due punti di vista in gioco: il tuo e quello della persona affetta da demenza; questa potrebbe non vedere o interpretare la situazione, o i tuoi sforzi, nello stesso modo. Dal suo punto di vista, sei tu a non capire.

È facile comprendere quando un tuo caro è arrabbiato. Questo perché lo conosci bene. Quando si tratta di una persona con demenza, devi calcolare un po' di tempo in più, perché potrebbe non essere così chiaro. Dovrai prestare attenzione, mantenere la calma e individuare i fattori scatenanti.

Un approccio investigativo passo dopo passo. Applicando il processo di esclusione, è possibile individuare cosa sta cercando di comunicare. Fai domande, considera l'intera situazione e usa i segnali non verbali.

È un problema fisico?

Ti sembra agitato durante i pasti? Mangia abbastanza?

- Hai scelto un nuovo tipo di pasto e il cibo gli dà fastidio allo stomaco? Lo rende costipato?
- È diventato intollerante al lattosio? Diventa ansioso quando vengono serviti latte o formaggio?
- Ha acquisito una nuova antipatia per certi cibi?
- Si risente del fatto che nessuno gli ha chiesto cosa vuole mangiare?

Sembra più irrequieto o nervoso?

- Hai comprato un nuovo detersivo che gli irrita la pelle o ha un profumo che non gradisce?
- Non gli piace il colore della camicia che indossa e vuole toglierla?

Non vuole più fare passeggiate quotidiane?

- Gli hai cambiato le scarpe? Le scarpe sono troppo strette e ora ha vesciche dolorose?
- C'è un nuovo cane nella zona che abbaia forte quando passa?

Il pomeriggio era il momento in cui aveva più energia. Ora vuole solo dormire.

Per caso ha:

- Iniziato una nuova terapia?
- Cambiato abitudini alimentari o ridotto il consumo di caffeina?

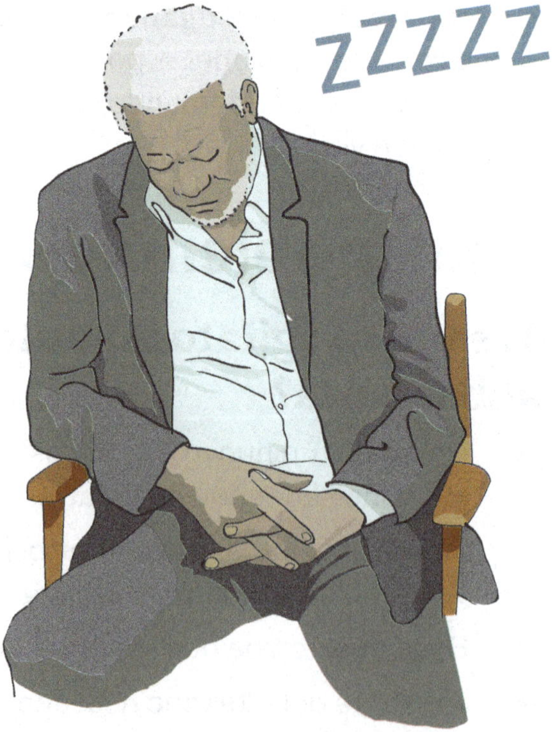

È un problema emotivo?

Appare chiuso e riservato?

- Ha dimenticato che il vicino che salutava ogni mattina si è trasferito? È per questo che continua ad indicare la finestra?
- L'assistente di cura part-time abituale non c'è? Appare svogliato quando c'è il suo sostituto in casa?
- Ti ignora quando gli dici cosa fare? Potrebbe risentire del tuo tono autoritario?
- Non ha riconosciuto qualcuno e questo lo ha reso triste?

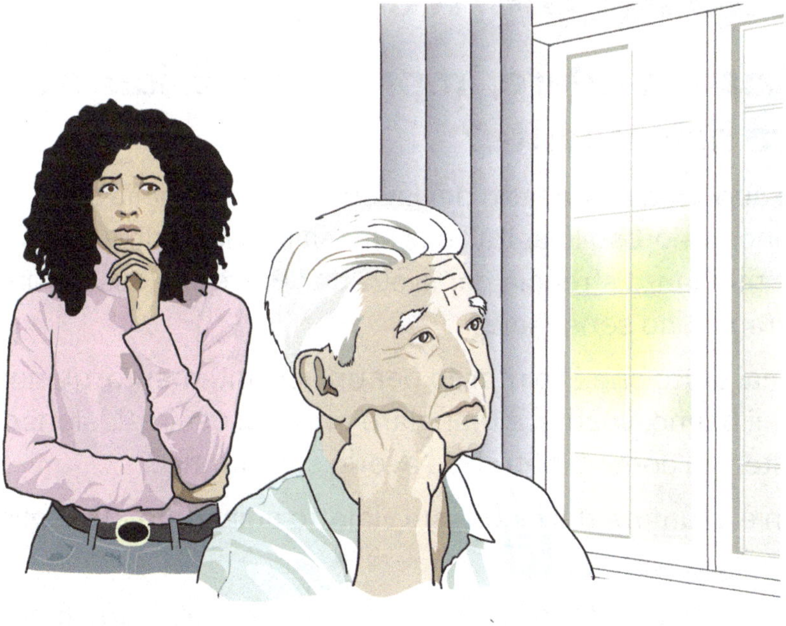

Sembra più ansioso o sospettoso?

- Ha dimenticato che hai riposto degli oggetti nell'armadio o nel garage? Pensa che qualcuno abbia fatto irruzione?
- Hai spostato i mobili e non gli piace la nuova disposizione?
- Hai rimosso la foto di famiglia per far riparare la cornice? Potrebbe mancargli un ricordo caro?

- Hai installato nuove serrature alla porta, o un sistema di allarme, e si sente in trappola e nel panico?
- Hai cambiato la sua routine a causa del tuo orario di lavoro? Potrebbe avere difficoltà ad adattarsi?
- Ha iniziato a tamburellare continuamente con le dita? È rimasto seduto tutto il pomeriggio a guardare la televisione? Potrebbe essere annoiato o avere energia inutilizzata?
- Cammina su e giù per la stanza? Sta arrivando qualcuno di nuovo? La sua gita al supermercato è stata rimandata? C'è un temporale fuori?

È il suo ambiente?

Ha iniziato a urlare, imprecare o addirittura a reagire fisicamente?

- La scuola vicina ha fatto dei lavori alla campanella e il suono rumoroso lo agita? È la stessa reazione di quando un'ambulanza sfreccia per la strada? Potrebbe essere un sovraccarico sensoriale?
- Gli hai detto che è in ritardo per un appuntamento, quindi dovrà fare il bagno, vestirsi e mangiare prima di uscire. L'elenco dei molteplici compiti potrebbe averlo sopraffatto?
- I fari e il rumore delle auto sul vialetto adiacente lo svegliano di notte?
- Hai litigato con il tuo coniuge o hai rimproverato tuo figlio davanti a lui? Si sente spaventato o protettivo nei confronti del nipote?

Esattamente come chiunque altro, **una persona che vive con la demenza reagisce a ciò che la circonda**. È la sua percezione della realtà. È futile cercare di convincerlo del contrario, servirà solo a peggiorare una situazione delicata.

Questo dovrebbe incentivarti a compiere un passo indietro e vedere le cose dal suo punto di vista. Così facendo, sarai in una posizione migliore per soddisfare le sue esigenze.

- Se qualcosa nel suo ambiente lo disturba, mostragli che lo stai rimuovendo.
- Riduci le distrazioni. Spegni il televisore, lo schermo del computer, il ventilatore a soffitto e disattiva il telefono.
- Dirigi la sua attenzione su un'altra attività. Portalo in un'altra stanza, coinvolgilo con un puzzle o un gioco, andate a fare una passeggiata o leggigli qualcosa.

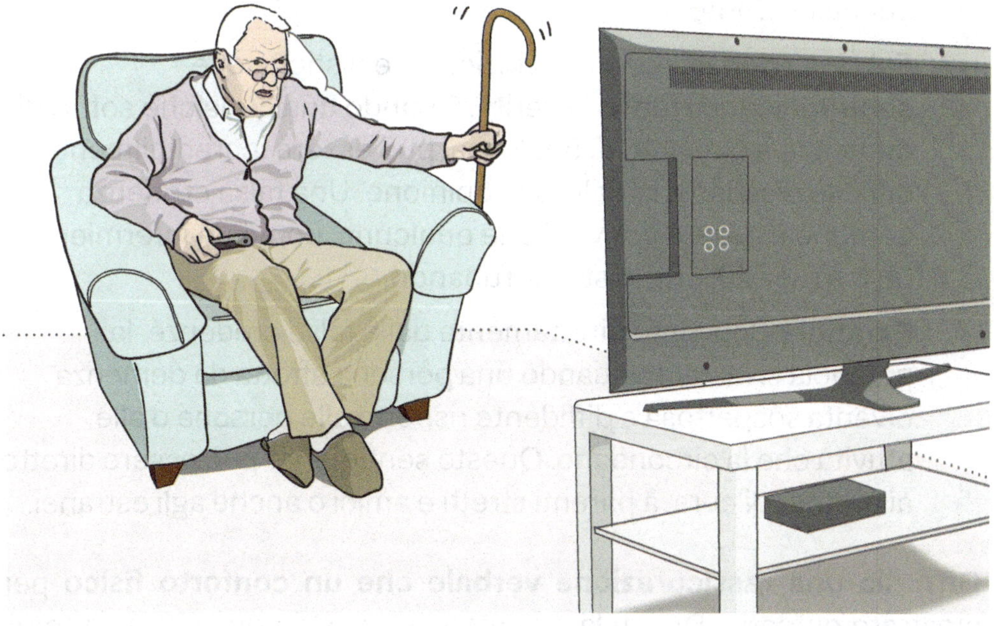

Allucinazioni, false credenze e paranoia

Questi tre sintomi possono essere molto difficili da gestire e ci ricordano in modo brutale il profondo effetto che la demenza ha sul pensiero e sul comportamento. Tali percezioni distorte della realtà rivelano esattamente come il deterioramento cognitivo modifichi il funzionamento del cervello. Le crisi possono comportare molta emotività, ed è fondamentale imparare a ristabilire calma e compostezza.

- **Allucinazioni**: la persona vede, sente, percepisce l'odore o il sapore di qualcosa che non esiste e che nessun altro avverte. Per la persona che vive con la demenza, però, è assolutamente reale. Ci sono due aspetti di questi sintomi. Alcune allucinazioni possono essere minacciose, come vedere qualcuno che si aggira nell'ombra o sentire un sussurro che riecheggia, mentre altre possono essere piuttosto piacevoli, come vedere un animale domestico amato o sentire il profumo di qualcosa che cuoce nel forno.
- **False credenze**: sono convinzioni irrealistiche che contraddicono i fatti o la verità. Quando qualcuno che soffre di demenza è convinto di qualcosa, può essere incredibilmente difficile dissuaderlo dalla sua opinione. Una falsa credenza comune è essere convinti che qualcuno, come un infermiere o un partner di cura, lo stia derubando.
- **Paranoia**: derivante direttamente dalle false credenze, la paranoia si instaura quando una persona affetta da demenza diventa sospettosa e diffidente rispetto alle persone o alle attività che la circondano. Questo sentimento può essere diretto ai partner di cura, a parenti stretti e amici o anche agli estranei.

Offri sia una rassicurazione verbale che un conforto fisico per mostrare empatia. Distrai la sua attenzione. Con questi tre sintomi, è particolarmente importante mostrare di accettare le sue paure e astenersi dal discuterci. Evitando un confronto sarà più veloce disinnescare la situazione.

Consulta il suo medico per valutare i nuovi sintomi e per escludere altri motivi di salute come problemi di vista, infezioni, emicranie o un effetto collaterale dei farmaci.

Vigila su ciò che guarda in TV. Non lasciarla continuamente accesa su un canale senza controllare la programmazione. Film o servizi carichi di dramma o suspense potrebbero scatenare false credenze o paranoie.

Controlla l'ambiente. Regola le luci, tira le tende, rimuovi gli specchi, copri i tavoli dotati di ripiano di vetro e spegni le candele per ridurre ombre, riflessi, bagliori tremolanti o silhouette che potrebbero essere mal interpretati.

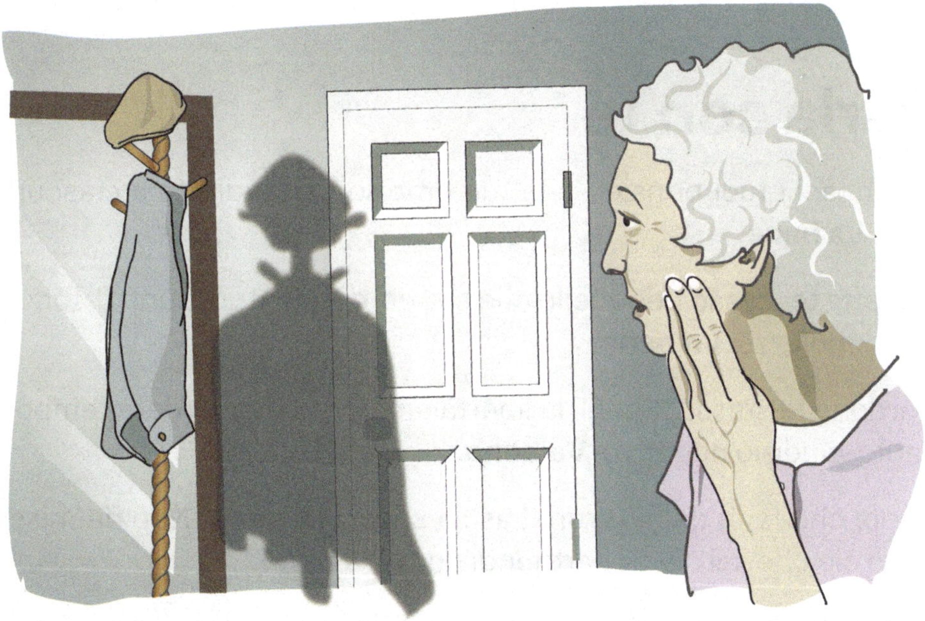

Fai dei duplicati degli oggetti che perde spesso, come occhiali, spazzola per capelli, tazza da caffè o pantofole.

"Non importa quanti errori fai o quanto lentamente avanzi, sei ancora molto più avanti di tutti quelli che non ci stanno provando".

– Tony Robbins

Attenzione verso di sé

Fai una scelta consapevole oggi, in questo stesso momento. Scegli di dare la priorità alla cura di te stesso. Un approccio consapevole al tuo benessere ora avrà benefici a lungo termine, specialmente nel proseguire questo viaggio con la demenza. Il tempo e le emozioni sono beni preziosi. Quando "partner di cura" diventa un altro titolo nell'inventario dei ruoli della vita, l'attenzione verso sé stessi viene spesso trascurata. Molte cose possono essere fuori dal tuo controllo, ma prendersi cura della tua salute fisica ed emotiva non deve essere una di queste. L'unico modo per continuare a lungo a essere un partner di cura è prendersi **cura di sé stessi**.

Parla con te

Riconosci i tuoi pensieri e le tue emozioni. Hai diritto a ciascuno di essi. **Va bene**.

Accetta te stesso per quello che sei, compresi i tuoi punti di forza e le tue debolezze. **Va bene**.

Perdona te stesso. Scegli la libertà emotiva. Non perdere tempo con l'auto-giudizio negativo. **Va bene**.

Sappi che farai degli errori. Lascia spazio per loro. Non definiscono tutto ciò che sei come partner di cura. **Va bene**.

Scopri la demenza ora e continua a imparare man mano che vai avanti. Definisci e ridefinisci le tue aspettative e i tuoi obiettivi invece di cercare di soddisfare quelli di altre persone. **Va bene**.

Come la persona che vive con la demenza, renditi conto che anche tu avrai giorni belli e giorni brutti. **Va bene**.

Accetta che puoi amare la persona di cui ti prendi cura, ma possono esserci momenti in cui non ti piace. **Va bene**.

Ammetti che potresti sentirti solo e addolorato per lui quando non interagirà più con te come una volta. **Va bene**.

L'attenzione verso di sé non è egoismo. Ti renderà più forte in modo da avere l'energia per prenderti cura di qualcun altro. **Va bene**.

Non ti porre come un un eroe. Non sei un soccorritore, sei un partner di cura. Sii semplicemente presente. **Va bene**.

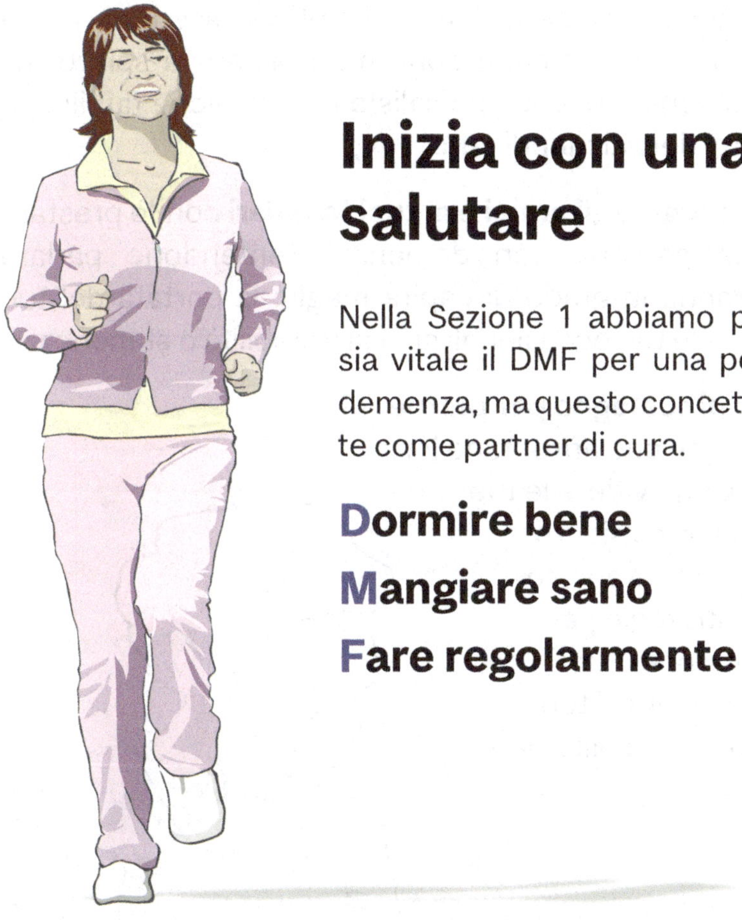

Inizia con una base salutare

Nella Sezione 1 abbiamo parlato di quanto sia vitale il DMF per una persona affetta da demenza, ma questo concetto riguarda anche te come partner di cura.

Dormire bene

Mangiare sano

Fare regolarmente movimento

Anche se alcuni giorni può essere difficile, avere un sano apporto di questi tre elementi promuoverà la tua resilienza e la tua forza, rendendoti un partner migliore.

Senza dubbio cerchi in ogni occasione di trattare la persona a cui tieni con affetto e gentilezza. Guardati allo specchio e fai lo stesso anche per la persona che vi vedi riflessa.

Cerca soluzioni

Parla con il tuo medico e sottoponiti a un check-up completo. Digli cosa mangi, come dormi, come gestisci lo stress, che tipo di aiuto ricevi e come ti senti.

Segui la raccomandazione di andare da un terapeuta, se fattibile per te. Trovane uno con cui ti senti a tuo agio, dato che dovrai discutere di argomenti scomodi. Considera i fattori che ritieni essenziali, come luogo, sesso o età. Vuoi qualcuno con una prospettiva spirituale? Vuoi un terapeuta generico, uno specialista in dinamiche familiari o esperto in problemi dei partner di cura?

Descrivi al tuo coniuge, agli amici e ai tuoi familiari com'è prestare assistenza a una persona con demenza. Sentendone parlare apertamente, saranno in grado di capire meglio la portata del tuo impegno così come le tue occasionali crisi di irritabilità o stanchezza.

Cerca un gruppo di sostegno per partner di cura. Lì incontrerai persone che affrontano lotte quotidiane simili. Condividere le tue esperienze in uno spazio sicuro permetterà uno scambio aperto di sentimenti e di strategie per far fronte alla situazione. Può anche aiutarti a diminuire il tuo senso di isolamento o di solitudine.

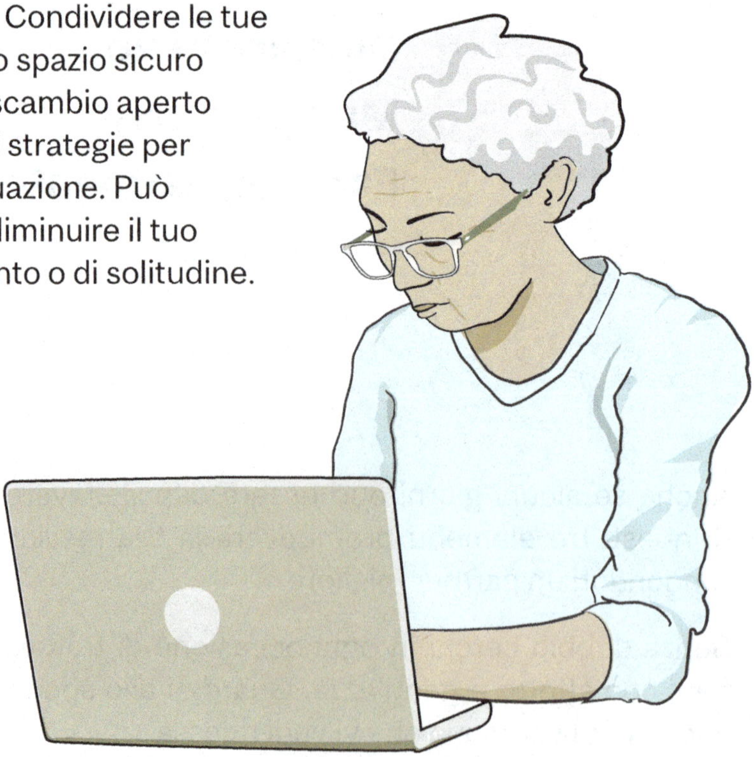

Chiedi aiuto. Può essere difficile, ma non significa che non ne sei all'altezza. Significa solo che a volte È DURA. Nessuno ne beneficia se sei esausto o irritabile. Potresti anche sorprenderti di quanto la gente voglia essere d'aiuto. Inoltre, se possibile, assumi dei professionisti per gestire alcune attività quotidiane.

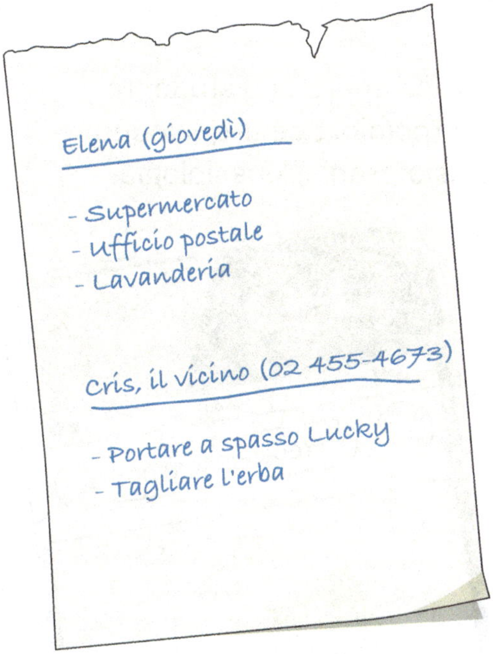

Fornisci esempi concreti. Ora che hai la loro attenzione, vai oltre il vago "ho bisogno di aiuto". Prepara una lista: commissioni, spesa, lavanderia, ecc. I partner di cura secondari o informali possono sentirsi maggiormente a proprio agio di fronte a compiti già definiti. Potete stabilire tutti insieme come fare un lavoro di squadra per affrontare le priorità.

> "Sii abbastanza forte da affrontare il mondo ogni giorno. Sii abbastanza debole da sapere di non poter fare tutto da solo."
>
> – Anonimo

Informati sulle risorse locali

I centri di quartiere hanno molti programmi diurni per adulti. Alcuni possono anche avere specifici corsi di fitness, come aquagym, tai-chi o stretching. Questo può dare alla persona con demenza l'opportunità di fare esercizio o di socializzare mentre tu fai una necessaria pausa o dedichi del tempo a te stesso.

Chiama le università e chiedi se puoi assumere uno studente Potrebbero esserci dei programmi di tirocinio. Scegli qualcuno che studia medicina, infermieristica, fisioterapia, kinesiologia, riabilitazione o geriatria e desidera fare un'esperienza pratica. Questo scambio potrebbe essere gratuito o meno costoso dell'assistenza professionale.

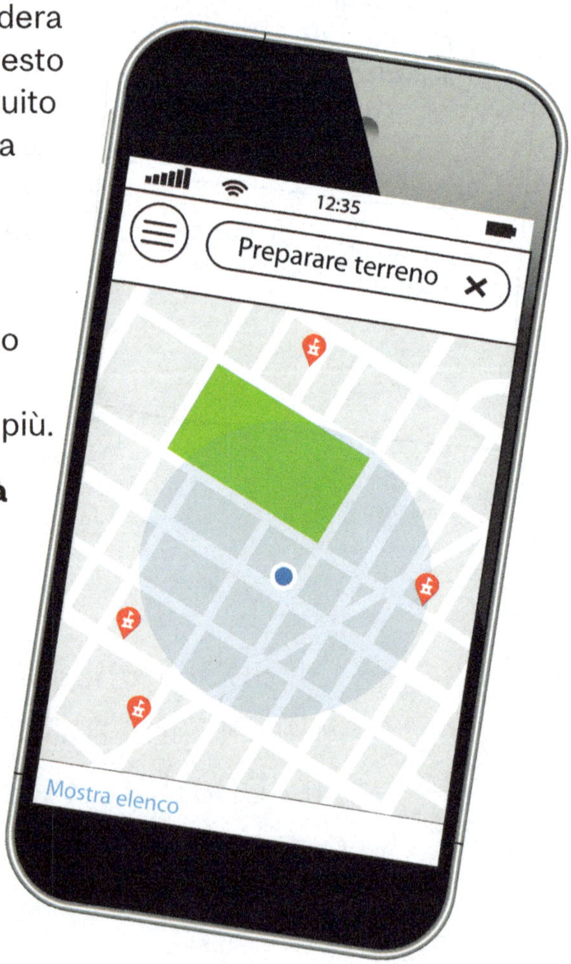

Chiama le case di risposo. Potrebbero avere una lista di persone che fanno volontariato o che lavorano part-time e potrebbero volere delle ore in più.

Informati presso le università locali o l'Alzheimer's Society sugli studi di ricerca sulla demenza. La persona che segui potrebbe partecipare a uno di essi, se soddisfa i requisiti. Non solo questo fornirebbe informazioni importanti alla comunità medica, ma potrebbe essere un'occasione per uscire e incontrare gente per la persona con demenza, e una pausaper te.

Fai un favore a te stesso

Abbandona la convinzione che nessun altro può farlo bene come te. Può essere vero, ma non lasciare che ti impedisca di farti aiutare.

Sii più flessibile. Se non sei riuscito a fare tutto ciò che speravi di fare in un giorno, non importa. Il pavimento non è stato lavato, la lavastoviglie non è stata caricata, quanto è davvero importante? Rilassati.

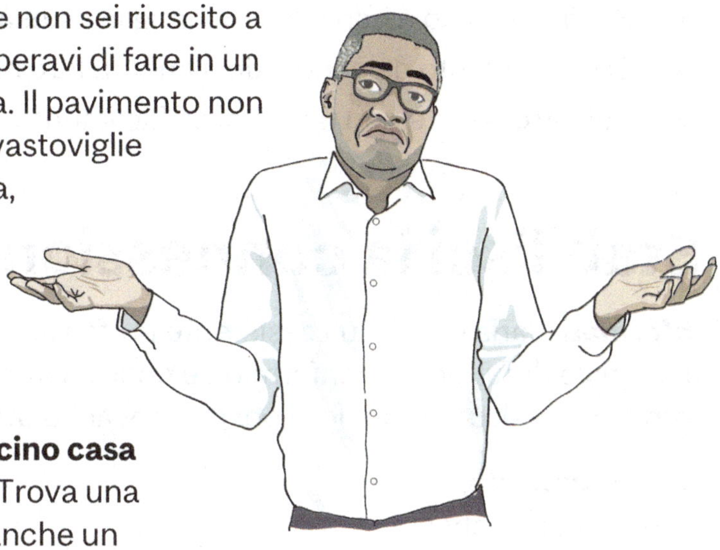

Vai alla palestra vicino casa e iscriviti. Hai figli? Trova una palestra che offra anche un servizio di baby-sitting. Ti sentirai pieno di energia e rinfrancato e i tuoi figli si divertiranno.

Incontra un amico. Non hai tempo o soldi da dedicare a un corso? Vedetevi mezz'ora quando potete per rilasciare un po' di endorfine. Vai in un parco vicino o incontratevi a casa di uno dei due.

Cogli le occasioni. Il tuo posto di lavoro è vicino? Raggiungilo a piedi. Farai esercizio, godrai dell'aria fresca e ti schiarirai le idee.

Metti via le chiavi della macchina. Considera di prendere i trasporti pubblici ed evita la frustrazione del traffico all'ora di punta. Invece, medita, ascolta un libro, sogna ad occhi aperti o rilassati semplicemente guardando la gente.

In carreggiata. Se queste due alternative non sono praticabili, mettiti in viaggio ascoltando un podcast stimolante o lo spettacolo di un comico per iniziare la giornata con consapevolezza o umorismo.

La rete di uno, gestire tutto da soli

I motivi per cui per cui ti ritrovi da solo a fare il partner di cura per qualcuno che soffre di demenza possono essere diversi:

- Sei figlio unico e non hai una famiglia estesa.
- Ti sei trasferito da poco e devi ancora fare nuove conoscenze.
- Sei introverso e non fai amicizia facilmente.

Stabilisci la connessione

Informati. Parla con la sua assistente professionale o con il personale di supporto di infermieri e coordinatori. Potrebbero fornire varie risorse e indicazioni per trovare aiuto.

Cerca supporto. Cerca forum o chat online dedicati ai partner di cura. La possibilità di parlare liberamente grazie all'anonimato e di ottenere informazioni e ispirazione potrebbe darti l'aiuto che cerchi.

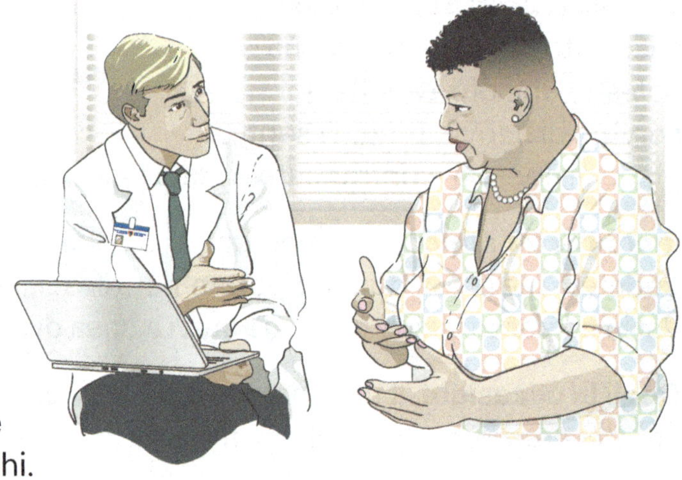

Resta connesso. Unisciti a un gruppo di supporto online. Potresti sentirti più a tuo agio con questa modalità che con l'interazione dal vivo.

Fatti consigliare. Chiama una linea di assistenza per partner di cura. Gli operatori conoscono bene i problemi che affronti ogni giorno.

Crea una rete. Parla con il responsabile delle risorse umane al lavoro. Potrebbero esserci dei programmi di sostegno ai partner di cura.

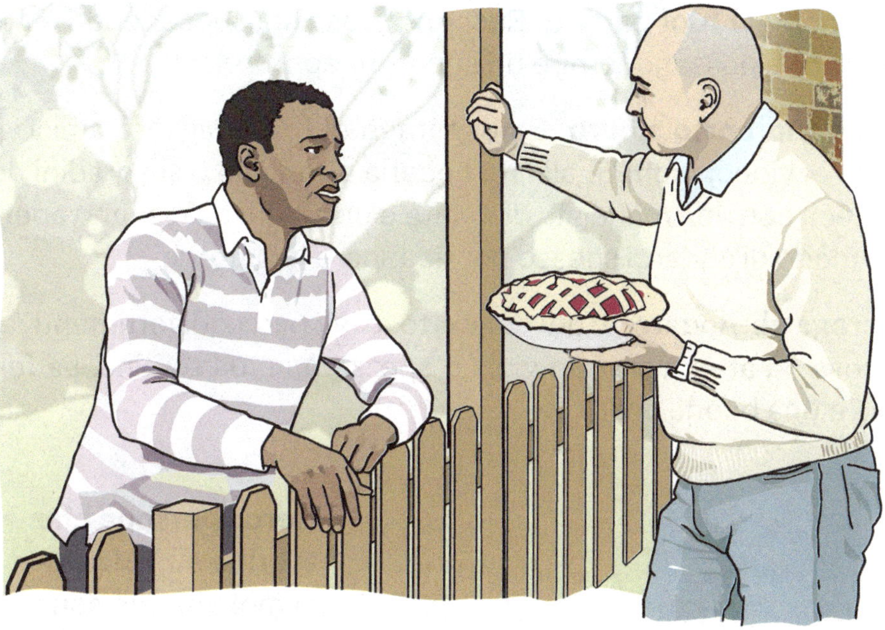

Sii amichevole. Una bella crostata potrebbe creare l'atmosfera giusta quando incontri i vicini. In cambio, loro potrebbero avere informazioni preziose per il tuo familiare, fornire recapiti utili o offrirsi di aiutare con compiti come falciare il prato, spostare i bidoni della raccolta differenziata o spalare la neve.

Partner di cura giovani

Tutti noi abbiamo determinate aspettative in diverse fasi della nostra vita, specialmente da giovani. Alcuni immaginano e pianificano un futuro felice e di successo, mentre altri orientano la loro energia a vivere pienamente il presente.

Qualunque sia la tua idea di una "bella vita", pochissime persone prevedono di diventare partner di cura in giovane età. Può essere un modo molto brusco di entrare nell'età adulta.

Trova qualcuno con cui confidarti, preferibilmente al di fuori della famiglia. Potrai parlare apertamente e ricevere consigli obiettivi. Potrebbe essere un consulente, un insegnante o un coach.

Parla anche ai tuoi parenti. Racconta cosa sta succedendo a casa, in modo che possano fornire un supporto appropriato.

Trova il tuo porto sicuro. È nel garage del tuo migliore amico per giocare ai videogiochi? È alla rosticceria all'angolo o sui gradini della biblioteca con una manciata di matite e un album da disegno aperto? Fai in modo di andarci spesso per ricaricare le batterie.

Fai progetti. Andare a un concerto o al parco divertimenti sarà qualcosa da attendere con gioia e spezzerà la tua routine. La felice attesa è una buona cosa.

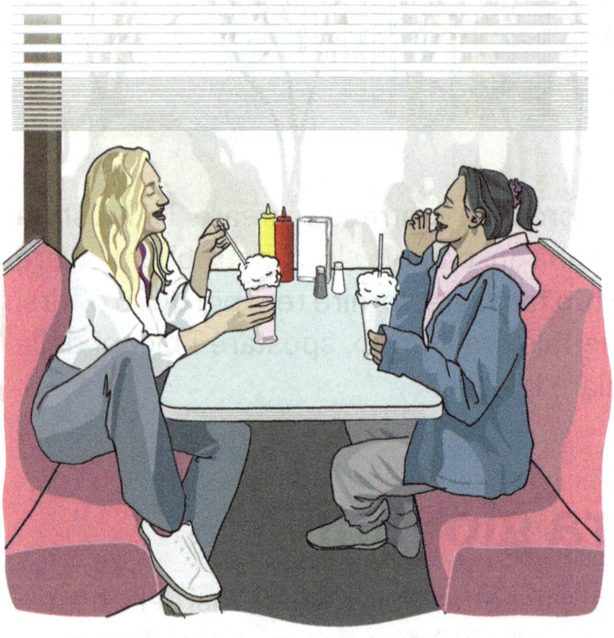

Cerca persone che ti tirino su, la lode e la motivazione sono fondamentali per chi sta ancora crescendo e imparando. Evita chi è negativo e critico verso di te e la tua situazione, o che cerca di aiutarti incoraggiando un comportamento avventato. E se necessario, cambia compagnia.

Come per i partner di cura adulti, ti invitiamo a chiedere aiuto. Potresti trovarlo più facilmente di quanto pensi. E questo potrebbe ricordarti di essere giovane e spensierato.

Esaurimento del partner di cura

Essere un partner di cura può farti sentire come se stessi "bruciando la candela da entrambe le parti". E se sei costantemente arrabbiato o amareggiato, potresti anche "fare terra bruciata intorno a te".

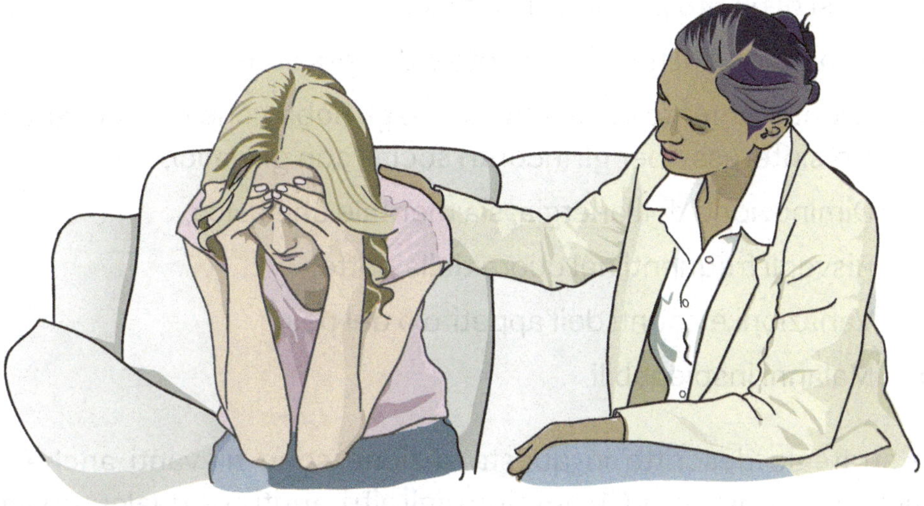

È il burnout (letteralmente, "bruciarsi"), l'esaurimento del partner di cura, una cosa che devi fare attenzione a evitare.

Assistere qualcuno che soffre di demenza è impegnativo e, con la progressione della malattia, può diventare estenuante. Potresti dover rinunciare a molte cose nella tua vita. Ridurre le ore di lavoro può impedirti di ottenere una promozione, i frequenti appuntamenti dal medico possono farti perdere le gare di scienze dei tuoi figli, le partite di pallone o le lauree e sentirti esausto può distoglierti dal godere dell'intimità con il tuo partner.

D'altro canto, se hai superato l'età pensionabile, l'impegno fisico necessario potrebbe diventare troppo pesante, i tuoi piani per un viaggio da sogno potrebbero saltare, o potresti vedere tue attività sociali spesso cancellate, ritrovandoti improvvisamente a passare più tempo da solo.

Può anche influenzare la tua percezione di quanto sia vitale mantenere il principio **DMF** citato prima: dormire bene, mangiare sano e fare regolarmente movimento.

Riconosci i segni dell'esaurimento del partner di cura in te stesso:

- Scoppi d'ira diretti alla persona affetta da demenza o ad altre persone della tua vita;
- Crisi di pianto per piccole difficoltà;
- Sensazione di tristezza, vuoto o disperazione;
- Allontanamento dalle attività o dagli hobby che ti piacevano o disinteresse per gli incontri sociali con gli amici;
- Diminuzione dell'energia, sia mentale che fisica;
- Risvegli frequenti nel cuore della notte;
- Variazioni evidenti dell'appetito o del peso;
- Malanni inspiegabili.

Le strategie descritte in questa sezione sono rilevanti anche per evitare l'esaurimento. Chiedi aiuto agli altri, apriti con qualcuno vicino a te, con un operatore sanitario o con un gruppo di sostegno, rimani in contatto con gli amici e concediti un po' di tempo per te stesso.

Evita scelte di vita nocive

Tutti i partner di cura cercano una tregua dalle loro schiaccianti responsabilità. Tuttavia, di' no a queste scorciatoie:

- Eccessivo consumo di alcol o uso di droghe;
- Uso eccessivo di farmaci su prescrizione;
- Abitudini alimentari malsane (mangiare troppo o troppo poco);
- Nessuna attività fisica;
- Isolamento autoimposto ed evitamento di altre persone;
- Interruzione di attività che ti davano gioia.

Cerca dei modi per premiarti:

- Raccogli immagini e ritagli dei tuoi ricordi più cari e riuniscile in un album.
- Prepara regali fatti in casa come marmellate, candele o monili.
- Passa del tempo nel tuo laboratorio a costruire mobili o dedicati al fai-da-te.
- Riunisci un gruppo per giocare a biliardo, a tombola o a carte.
- Organizza degli incontri per giocare. Affidare i bambini a qualcuno due volte al mese ti garantirà un po' di tempo da solo.
- Di' "no" alle persone che non aggiungono energia positiva alla tua vita. Più confini stabilisci, più facile sarà tenere duro.
- Guarda la tua agenda e trova 30 minuti al giorno per te stesso. Fai qualcosa che ti piace... o non fare nulla. Vanno bene entrambe le cose.
- Parla con un amico per tirarti su, guarda una commediao i vecchi amati programmi televisivi.
- Nutri il tuo spirito interiore e rinnovati. Passa qualche minuto a meditare, scrivere un diario, fare esercizi di respirazione o stretching.
- Fai una corsa, una camminata, una passeggiata in bicicletta o un giro in auto. Vai.

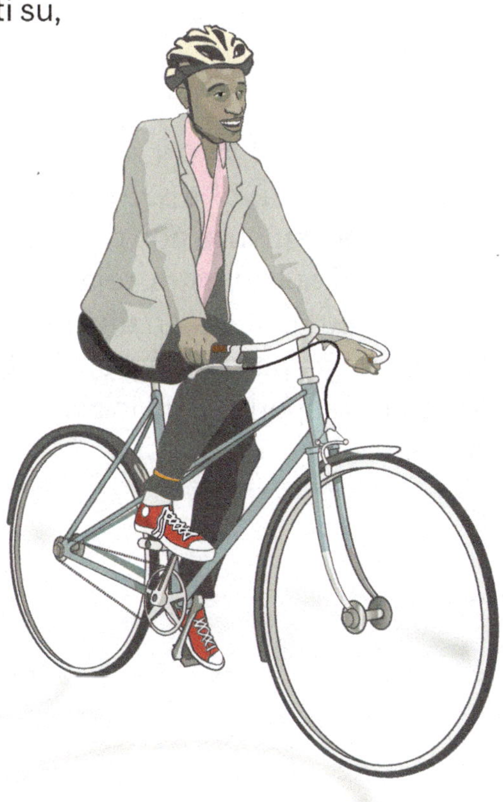

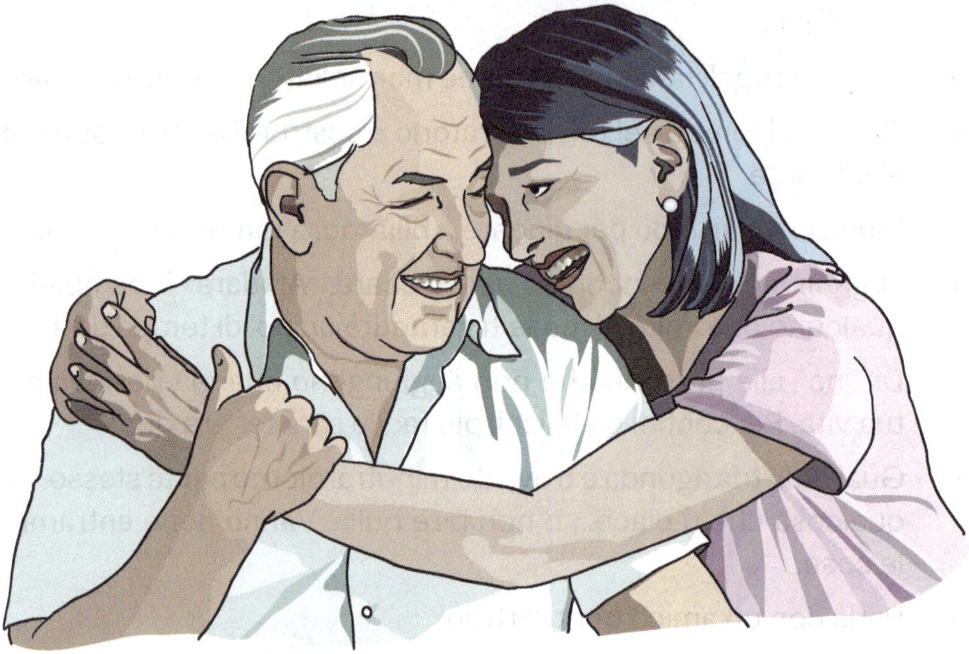

Infine, anche se a volte può essere difficile, trova il lato positivo di ogni giornata. La demenza non decreta la fine dei momenti felici insieme. Concentrati sulla vostra relazione e ricorda che, se ora sei il suo partner di cura, prima eri una persona cara e preziosa nella sua vita: il suo coniuge, partner, figlio, nipote, fratello o amico; le fondamenta del vostro rapporto sono iniziate lì. Ed è su questo che continuate a costruire.

Riepilogo

L'obiettivo di un partner di cura efficace è sviluppare un linguaggio e una visione condivisi, e creare una relazione solida tra sé e la persona con demenza.

I partner di cura sono partner nella cura. Partecipano attivamente e sostengono la persona affetta da demenza nelle attività della sua vita quotidiana.

Ci sono quattro tipi di partner di cura: principale, secondario, informale e professionale.

Le fasi emotive dei partner di cura possono includere negazione, empatia, frustrazione, paura e senso di colpa.

Comprendere i segnali verbali e non verbali, così come adattare i propri, è fondamentale per essere un partner di cura e un comunicatore efficace.

Affrontare le dinamiche familiari può dare origine a controversie e tensioni. Adotta delle soluzioni pratiche per ridurre al minimo i conflitti.

Stabilisci delle routine per l'igiene personale, la vestizione, l'uso del bagno, i pasti e per le attività che migliorano la qualità della vita di una persona con demenza e promuovono la sua autostima.

Stabilisci se i comportamenti difficili sono provocati da cause fisiche, emotive o ambientali.

L'attenzione verso te stesso è vitale per il tuo benessere e per prevenire un esaurimento del partner di cura. Chiedi aiuto e cerca soluzioni praticabili.

Risorse

Nella maggior parte dei Paesi esistono iniziative, programmi e risorse locali, provinciali, statali o nazionali disponibili per te. Cerca su Internet l'aiuto, il sostegno e i servizi presenti nella tua zona per le persone con demenza e per i loro partner di cura.

McGill University Health Centre (MUHC)

Division of Geriatric Medicine
MUHC Montreal General Hospital
Tel.: 514-934-1934, ext. 34499
Website: www.mcgill.ca/geriatrics

Division of Geriatric Medicine
Jewish General Hospital
Tel.: 514-340-7501
Fax: 514-340-7547

Programma McGill di educazione sulla demenza (DEP)

McGill University Faculty of Medicine and Health Sciences
Website: www.mcgill.ca/dementia
www.mcgill.ca/geriatrics/dementia-education-program
Email: dementia@mcgill.ca

Alzheimer's Disease International

Website: www.alzint.org
Email: info@alzint.org

Alzheimer Society of Canada

Tel.:	416-488-8772
Toll-free:	1-800-616-8816
Fax:	416-322-6656
Website:	www.alzheimer.ca
Email:	info@alzheimer.ca

Federation of Quebec Alzheimer Societies

Fax:	514-369-7900
Website:	alzheimer.ca/federationquebecoise/en
Email:	info@alzheimerquebec.ca

Alzheimer Society of Montreal

Tel.:	514-369-0800
Fax:	514-369-4103
Website:	alzheimermontreal.ca/en/
Email:	info@alzheimermontreal.ca

Caregiver Support – L'Appui

Tel.:	514-789-2460
Toll-free:	1-855-852-7784
Fax:	514-787-1995
Website:	www.lappui.org/en
Email:	info-aidant@lappui.org

Grace Dart Foundation

Tel.:	514-742-9853
Website:	fondationgracedart.com
Email:	info@fondationgracedart.org

APPUNTI

Made in the USA
Monee, IL
02 November 2026

67386859R00103